KB201898

상위 1% 통합암치료 핵심 솔루션, 하버드로 간 허준

상위 1% 통합암치료 핵심 솔루션

하버드로 간 허준

저자 유화승

두드림미디어

머리말

특별히 의료인들에게 보스턴이 매력적인 도시인 이유는 세계 최고라 일컬어지는 하버드 의대가 존재하고 있어서일 것이다. 하버드 의대가 위치한 보스턴 롱우드(Longwood) 지역에는 조슬린 당뇨병 센터, 보스턴 아동병원, 베스이스라엘 디코니스 종합병원, 브리검 여성병원 등 세계 적인 병원들이 함께 자리하고 있고, 다나파버 암연구소 또한 이들과 함 께 어우러지면서 하버드 의대를 비롯한 유수한 의과대학 졸업생들, 전 세계에서 모여든 최고 엘리트 대학원 및 박사후과정생 등 의과학자들 이 전 세계를 이끌어나가는 최신 의학기술 연구 결과들을 쏟아내고 있 다. 미국 국립보건원 연구예산의 절반 이상이 이곳 롱우드 지역에서 사 용된다고 하니 가히 세계적인 보건의료 연구의 메카라 할 수 있다.

주목할 만한 점은 하버드 의대 다나파버 암연구소(Dana-Farber Cancer

Institute) 안에 '통합암치료'의 연구와 임상을 담당하고 있는 부서가 약간은 생뚱맞게 운영되고 있다는 사실이다. '자킴 센터(Zakim Center)'로 불리는 이곳은 25년 전인 2000년도에 개설되어 휴스턴의 MD 앤더슨 암센터(MD Anderson Cancer Center), 뉴욕의 메모리얼 슬론 케터링 암센터(Memorial Sloan Kettering Cancer Center)의 통합의학부서과 함께 전 세계 통합 암치료 연구를 선도하고 있다.

이곳의 초대 센터장인 데이비드 로젠탈 박사는 종양내과 전문의로서 국제 통합암학회(SIO)의 학회장을 역임하였고, 이후 센터장을 맡은 제니퍼 리기벨(Jennifer Ligibel) 박사 또한 종양내과 전문의로 운동이 암환자에게 미치는 영향에 관한 연구 등 건강한 삶을 위한 생활 습관의학의 전문가이다. 또한, 2023년부터 리기벨과 함께 공동센터장을 맡고 있는 팅 바오 박사는 유방종양 전문의이자 의료침술사로서, 이전 근무했던 메모리얼 슬론 케터링 시절부터 통합암치료 분야에서 탁월한 능력을 발휘하다가 이곳으로 스카웃되었다. 즉 통합암센터의 수장들이 모두 종양내과 전문의 출신으로, 이들이 침치료, 요가명상, 기공, 운동, 식이습관, 한약 등등에 대한 근거를 제시하고, 이를 바탕으로 임상에 적용하고 있다는 점이 매우 흥미롭다. 우리나라와는 너무도 다른 상황이다. 국제 통합암학회(SIO)에서는 2022년부터 미국 임상종양학회(ASCO)와 함께 공동으로 암성 통증, 암성 피로, 암성 불안우울 등 암환자가 고통스러워하는 증상들을 완화시키는 데 통합암치료 분야의 근거 및 권고 수준을 제시하는 임상진료 지침을 꾸준히 발표해오고 있다. 또한 이를 임상현장에 빨리 적용하도록 하기 위해 교육 프로그램 개발, 홍보물 제작, 교과서 발간 등등 환자에게 도움이 될 수 있는 노력을 경주하고 있는 실정이다.

필자는 이미 12년 전 최고의 암센터라 불리는 미국 휴스턴의 MD 앤더슨 암센터 통합의학부서 연수 후 국내에서 《미국으로 간 허준》이라는 책을 출간하였고, 이러한 인프라를 바탕으로 국내에서 보건복지부 인증 사단법인 대한통합암학회를 뜻을 같이하는 여러 분들과 함께 설립하여 활동하고 있지만, 여전히 부족함을 느끼던 중이었다. 아직도 1차 암진료의들은 통합암치료에 대해 거의 알지 못할 뿐만 아니라 오히려 반대하는 입장이고, 현실에서는 암요양병원과 한방병원에서 통합암치료 의료 서비스를 제한적으로 제공하고 있더라도 학술적·근거중심적 접근이라는 측면에서는 한계를 노출하고 있다.

마침 필자가 근무 중인 대학교에서 두 번째 연구년을 갈 수 있는 소중한 기회가 주어져 이를 어떻게 하면 인생의 소명으로 가지고 있는 '암이라는 질병으로 고통받는 환자들을 위한 삶'에, 그것도 '통합암치료'라는 주제를 가지고 기여할 수 있을 것인가를 고민하다가 결국 다시 미국으로 가기로 결정하였다. 다행히도 세계적인 권위를 가지고 있는 하버드 의대 다나파버 암연구소의 '레오나드 P. 자킴 통합치료 및 건강한 삶 센터'에서 방문을 허락해주어 교환교수로 보스턴에서 6개월을 보낼 수 있게 되었고, 이러한 경험을 한 번 더 국내에 알려 보다 많은 암환자들이 통합암치료를 통한 혜택을 받을 수 있는 의료환경이 조성되는 데 조금이나마 보탬이 되고자 이 책을 출간하기로 결심하게 된 것이다.

그동안 진료했던 수많은 암환자 및 그 보호자 분들, 혼자 떠나는 연수를 지지해준 가족들, 하버드 연수 기간 중 만난 여러분들, 그리고 연구년이라는 기회를 준 대전대학교에 감사드린다. 또한 어려운 상황 속에서도 책을 출판해주신 두드림미디어의 한성주 대표님과 관련 직원분들께도 감사함을 표한다. 부디 이 책을 통해 환자가 중심이 되는 통합암치료가 국내에 성공적으로 뿌리내림으로써 새로운 의료 패러다임이 펼쳐져 그 최종 혜택이 환자에게 돌아갈 수 있기를 기대해본다.

통합암치료를 통해 환자 중심의 의료를 실현하는 소중한 진료실에서

저자 **유화승**

6장. 하버드로 간 허준

1장 |
다시 미국으로

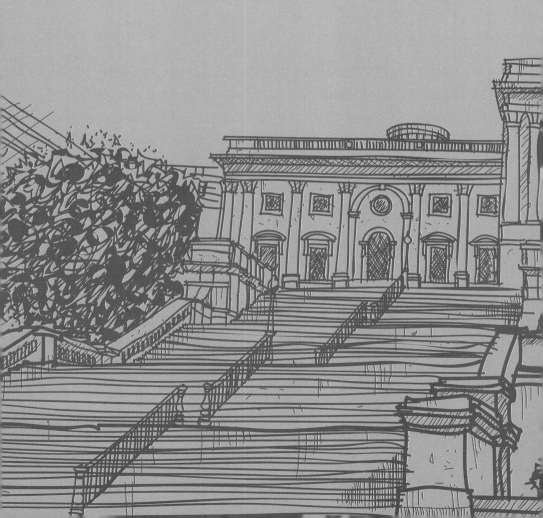

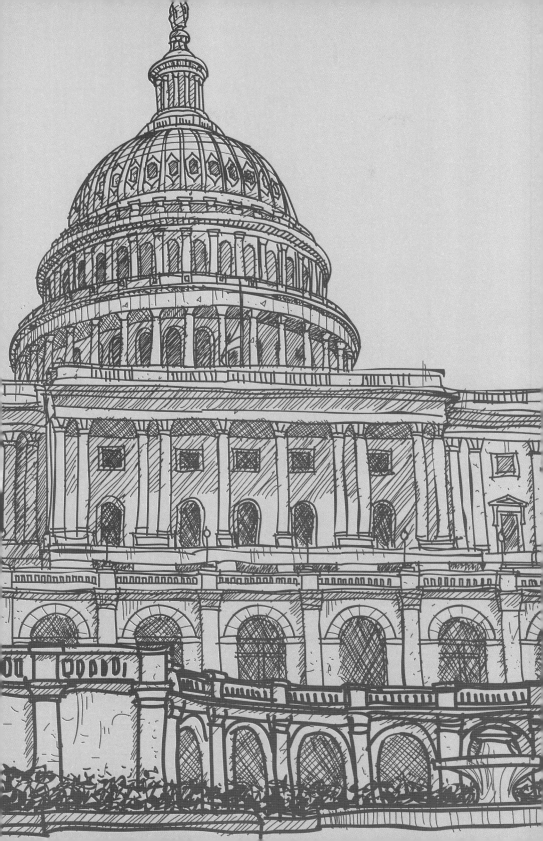

코로나19

2020년 1월은 우리의 삶에 많은 영향을 미쳤던 코로나19 사태가 본격적으로 시작된 시간이었다. 설 연휴에 중국 우한에서 괴질이 발생하였고 또 급속도로 번지고 있다는 뉴스가 방영되었다. 처음에는 '이전 사스나 메르스 사태처럼 몇 개월 지속되다가 안정되겠지'라고 안일하게 생각했었기에 설마 팬데믹 기간이 몇 년간이나 지속될 것이라고는 상상도 못 했다.

내게도 이 시절은 매우 중요한 시기였다. 필자가 근무하는 대전대학교는 대학의 수도권 진출이라는 외연 확장을 목표로 기존의 대전, 청주, 천안 병원 외에 서울 송파구 문정동 법조타운에 서울한방병원을 2019년 9월 오픈하였다. 필자가 속해 있는 대전대학교 한방병원 동서암센터는 국내 최초 한의과대학 기반 암센터로, 통합암치료에 대한 근거 창출 연구 등을 통해 명성을 얻고 있었다. 여러 이유에서 나는 서울한방병원의 초대병원장으로 임명되면서 대전병원에서의 20여 년간의 경험을 바탕으로 서울에서의 근무를 시작하게 되었다.

'혁신', '세계화', '도전', '창조'라는 4가지 키워드를 중심으로 '한국형 통합의료를 실현하는 환자 중심의 미래 혁신 병원'을 구축하고자 하는 부푼 꿈을 안고 서울병원을 오픈한 지 막 5개월여가 지날 무렵이었다. 다행히도 개원 4개월 만에 병상이 암환자를 중심으로 거의 만실이 될 정도로 병원은 정상화가 되었지만, 코로나 사태는 여지없이 모든 것을 파괴시켜버렸다.

다시 개원 처음의 상황으로 돌아가 환자 수가 격감하고 이에 따라 여러 가지 구조조정이 이루어져야만 했다. 정부의 대응조치들도 점차 수위를 높여가고 집합금지 명령 등 기관장으로서 해야 할 병원 홍보를 위한 대외활동 등도 제한을 받았다.

학회활동도 마찬가지였다. 이제는 익숙해졌지만, 화상회의나 온라인 학회 등이 코로나 시기를 거치면서 일상을 대체했다. 필자가 활동하는 대한암한의학회(KATO)와 대한통합암학회(KSIO), 그리고 국제 통합암학회 또한 마찬가지였다. 모든 학회가 학술 활동을 중단하거나 온라인 학회로 형태를 바꾸어 학술 활동의 명맥을 유지하였다. 당시 나의 박사과정 연구원이었던 김수담 선생과 곽은빈 선생은 각각 코로나 기간이었던 2021년, 2022년 미국 통합암학회 온라인 학술대회와 온·오프라인 하이브리드 학회에 참가하여 다가오는 변화를 경험하였다.

코로나로 인해 모든 일상의 형태가 엉켜버린 혼돈의 세월은 이후 2년 이상 우리를 괴롭혔지만, 그래도 조금씩 변화에 적응해가면서 극복해나갔다. 서울병원 역시 개원 5개월 만에 코로나 사태로 위기를 맞았지만, 이후 시간이 지남에 따라 점차 상황이 개선되었고, 다시금 안정을 찾았다. 필자 또한 코로나 시절 힘들었던 기간을 포함한 4년간의 개원준비위원장 및 병원장 임무를 무사히 마치고 다시 본연의 교수이자 연구자의 자리로 돌아왔다.

2021년 SIO 제18회 국제 컨퍼런스 : 온라인 학회

2022년 제19회 국제 통합암학회 컨퍼런스 참관기

암을 극복하는
항암생활

    필자는 2012년 미국 최고의 암센터라 불리는 텍사스 휴스턴에 위치한 MD 앤더슨 암센터 통합의학부서에서 교환교수로 1년간 연수했던 경험을 바탕으로 《미국으로 간 허준》을 집필했었고, 이는 국내에서의 통합암치료 발전에 일정 정도 영향을 주었다. 미국에서는 통합의학에 대한 열풍이 2000년도 초반부터 불어 3대 암센터라고 불리는 휴스턴의 MD 앤더슨 암센터, 뉴욕의 메모리얼 슬론 케터링 암센터, 그리고 보스턴의 다나파버 암연구소를 중심으로 국제 통합암학회를 결성하였고, 2004년 제1회 뉴욕 학회를 시작으로 최근 2024년 제21회 캘리포니아 코스타메사 학회까지 20여 년간 지속적으로 학문 교류 및 연구 토론의 장을 열고 통합암치료 분야를 발전시키고 있는 중이다.

    로렌조 코헨(Lorenzo Cohen)은 MD 앤더슨 암센터 통합의학부서의 수장이다. 나는 그와 통합암학회를 통해 인연을 맺었으며, 한국으로 초청도 하고 그가 있는 휴스턴으로 가서 연구년을 보내기도 하는 등 학회의 역사와 함께 20여 년 이상 교류를 하고 있었다. 코로나 사태가 터졌을 당시, 나는 종종 서울한방병원 12층에 위치한 병원장실에 저녁 늦게까지 머물러 있으면서 '어떻게 하면 이 난관을 극복할 수 있을 것인가?'를 고민하곤 했다. 그때 우연히도 MD 앤더슨 암센터 통합의학부서의 최근 소식을 검색하다가 코헨이 새로운 책인 《항암생활(Anticancer Living)》을 집필했다는 사실을 알게 되었다.

'바로 이것이다'라는 생각이 머리를 스쳤다. '공격은 최선의 방어'라는 말이 있듯이, 이렇게 위축되고 앞이 불투명한 상황에서 가만히 있어서는 안 되었다. 현실을 헤쳐나가 코로나 이후를 대비하기 위해 무언가를 해야만 했다. 통합암치료의 최신 지견들이 훌륭하게 정비된 이 책을 우리 병원에서 번역 출간하는 것이 병원의 방향성을 잡고 또 홍보하는 데도 도움이 될 것이라는 생각이 들었다. 국내에 최신 통합종양학을 소개하기 위해서는 신간들의 번역 작업이 필요했으며, 이미 수 권의 통합종양학 관련 번역서 발간 작업을 경험해본 터라 진행에 큰 문제는 없을 것으로 판단했다. 항상 해오던 것처럼 바로 다음 날 출판사를 통해 판권 확보가 가능한지를 확인하고 번역 작업에 돌입했다.

로렌조 코헨은 부인인 엘리슨 제프리스와의 사이에 3명의 자녀를 두고 행복한 가정을 꾸리고 있다. 특히 부인은 교육학 석사로서 자녀의 생활교육을 담당했는데, 이번 책은 특이하게도 부인과의 공저였다. 책 내용을 살펴보니 6가지 생활 습관, 즉 음식, 수면, 스트레스 관리, 운동, 사회적 지지, 환경적 요소들과 암의 관계성에 대한 것이었다. '암의 생존율과 삶의 질에 미치는 영향'에 대한 학술적 검증은 주로 로렌조 코헨이, 이를 실생활에 적용하는 부분에서는 부인인 앨리슨 제프리스가 담당하는 것으로 역할을 구분하여 책을 쓴 것이다. 이때 새롭게 알게 된 사실이 있었는데, 코헨이 책 출간 직전 '악성 흑색종' 암 진단을 받았다고 한다. 요가강사 자격증을 따는 등 평소 건강 관리에 진심이었던 그는 아마도 큰 충격을 받았을 것이다(본인은 어렸을 적 해안에 살아 햇볕에 많이 노출된 것이 그 원인이지 않을까 생각한다고 하였다). 하지만 그는 부인의 도움을 받으며 이 책에서 제시하는 6가지 암을 극복하는 항암생활을 적극적으로 본인의 치료 과정에 실제로 적용하면서 무사히 항암면역치료를 마치고, 최근까지 5년 이상 재발 없이 활발한 학술 활동을 하고 있다.

역할 분담을 하는 것이 나름 괜찮은 아이디어라는 생각이 들어 단독 역자로 가는 것보다는 서울병원 동서암센터에서 함께 암환자 진료를 담당하고 있었던 박지혜 교수에게 공동번역을 제안하였다. 책이 출간된 이후 이 책의 환자 교육 부분을 함께 담당해주면 시너지를 낼 수 있겠다는 판단에서였다. 1년이 넘는 번역 및 교정 작업을 마치고 드디어 《암을 극복하는 항암생활》이라는 이름으로 국내에 출간되었다. 대한암한의학회와 대한통합암학회 등 여러 학회에서 온라인 및 오프라인으로 이 내용에 대해 강의를 했으며, 서울한방병원에서 환자들을 대상으로 진행하는 힐링 프로그램에서도 박지혜 교수를 중심으로 항암생활 습관 교육이 이루어졌다. 또한, 친환경 식품을 다루는 자연드림의 아이쿱 협동조합에서 운영하는 유튜브 채널 '라이프케어 TV'에서 저자와의 인터뷰를 진행하는 등 다양한 경로로 책에서 제시한 6가지 항암생활 방식을 국내에 소개하게 되었다. 이는 대전대학교 서울한방병원의 암환자들에 대한 최신 지견 교육 및 병원 홍보에도 적극적으로 활용되어 병원의 코로나 위기를 극복하는 데 어느 정도 기여했을 것으로 판단한다.

[라이프케어TV 시즌2] EP6. 암을 극복하는 항암생활(1)

[라이프케어TV 시즌2] EP7. 암을 극복하는 항암생활(2)

미국과 중국에서 날아온
2명의 국제 허준

　곽은빈 선생은 미국 캘리포니아에서 한의학 석사과정을 마치고 통합암치료를 전공하고 싶어 내게 박사과정을 지원한 학생이다. 《암을 극복하는 항암생활》 초벌 번역 작업에도 적극적으로 동참해주었고, 또한 〈대한민국의 최신 통합종양학〉이라는 제목의 논문을 국제저널에 발표하는 등 코로나 시절 3년 동안 적극적으로 통합암치료 분야의 전문성을 습득하고, 함께 관련된 많은 작업을 진행했다.

　김수담 선생은 중국 베이징 중의약 대학에서 중의학 석사를 마치고 군 복무 문제로 귀국하여 장흥 통합의학진흥원에서 잠깐 근무한 후, '통합종양학'을 전공하기 위해 내게 박사과정을 지원하였다. 마찬가지로 근무하는 동안 폐암치료 한약제제 및 임상경로 개발 부분에 참여하여 탁월한 성과를 내었고, 암종별 임상 가이드라인 작성과 암 레지스트리 사업 등 국책과제를 진행하면서 다수의 관련 논문을 발표하였다.

　이 둘은 국가과제 지원을 통해 뉴욕에 위치한 세계적인 메모리얼 슬론 케터링 암센터 통합의학부서에서 박사과정 중 1년 동안 연수를 했다는 공통점을 가지고 있다(현재 곽은빈 박사는 계속 박사후과정으로 근무 중임). 처음은 김수담 선생이 먼저 출발하였다. 보건산업진흥원에서 실시하는 보건의료 인재 양성 사업을 살펴보고는 박사과정 중 정부 지원을 통해 미국 3대 통합암센터 중 한 곳에서 연수하고 싶다는 뜻을 밝혔다. 물론 지도교수로서 적극 찬성이었기에, 즉시 MD 앤더슨의 로렌조 코헨과의 연결을 주선해주었다. 하지만 뉴욕으로 갈 운명이었는지 코헨의 지지에도 불구하고 MD 앤더슨에서 외국 연구자를 코로나 기간 동안 당분간 받지 않겠다는 정책이 시행되는 바람에 휴스턴행은 불발되었다. 이후의 선택지는 메모리얼 슬론 케터링이었다. 다행히도 수장인 준 마오(Jun Mao)는 내 추천서와 김 선생의 과제계획서를 보고 오케이 사인을 주었고, 별다른 변수는 발생하지 않았다. 그는 1년간의 연수를 성공적으로 마치며 박사졸업논문을 포함해 여러 편의 통합종양학 관련된 논문을 국제학술지에 게재하였다. 또한, 2022년부터 다시 미국 아리조나에서 오프라인으로 진행된 국제 통합암학회에 참석하여 한국에서 간 우리 그룹과 즐거운 시간을 보내기도 했다. 그는 한국으로 돌아와 현재는 대전에 위치한 정부출연기관인 한국한의학연구원에서 한의학의 과학화와 세계화를 위해 열심히 박사후과정으로 근무 중이다.

김수담 선생의 연수에 자극을 받은 박사과정 1년 후배인 곽은빈 선생은 본인 역시 메모리얼 슬론 케터링 암센터로 연수를 가고 싶다는 의사를 밝혔다. 이미 김수담 선생을 통해 검증된 터라 메모리얼의 센터장인 준 마오는 한 치의 망설임도 없이 곽 선생의 연수를 승인해주었고,

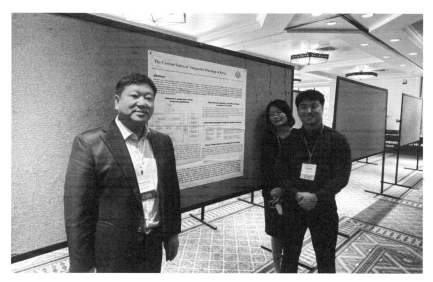

〈2022년 미국 아리조나주 스콧스달에서 개최된 국제 통합암학회(좌로부터 유화승, 박소정, 김수담)〉

마찬가지로 보건산업진흥원 K-Medi 융합인재양성지원 사업에 지원하여 김 선생 후임으로 메모리얼 슬론 케터링에 입성하게 되었다. 그녀역시 다양한 연구과제에 참여하여 통합암치료와 관련한 근거 마련을위한 수준 높은 논문들을 국제학술지에 발표하였고, 특히 2024년 캘리포니아에서 개최된 21회 국제 통합암학회에서 그녀의 연구는 '최고논문'으로 선정되기까지 하였다. 필자는 이번 하버드 연수 기간 중에도종종 뉴욕에 있는 곽은빈 선생과 전화나 줌(zoom) 등을 통해 공동으로연구하고 있는 '통합암치료 국제화 훈련 연구' 등의 결과분석을 논의하는 등 학술적 교류를 이어나갔다. 그녀는 현재도 메모리얼 슬론 케터링에서 박사후과정으로 근무 중이며, 통합암치료와 관련한 연구를 지속하고 싶다는 의지를 보이고 있다.

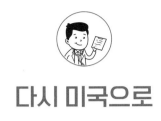

다시 미국으로

필자는 2004년 처음 미국을 방문하면서 보스턴의 다나파버와 뉴욕의 메모리얼 슬론 케터링을 들렸던 적이 있다. 당시 미 동부지역을 간 터라 동선이 안 맞는 휴스턴의 MD 앤더슨은 방문하지 못했다. 현재 한양대 화학공학과에 재직 중인 중학교 동창 고민재 교수가 당시 보스턴 MIT에서 박사후과정으로 있었기에 친구와 약속을 잡고 만날 수 있었고, 또 막 시작하는 단계였던 다나파버 암센터의 자킴 통합의학센터를 와본 것이었다. 데이비드 로젠탈(David Rosenthal)은 하버드 의대 교수이자 종양내과 전문의로 자킴 센터의 초대 센터장 및 미국 국제 통합암학회의 2대 회장을 역임하셨던 분이었고, 당시 인터뷰를 통해 통합암치료의 의미, 중요성, 미국에서의 발전 상황 등을 자세히 들을 수 있었다.

이후 자킴 센터 소속이면서 통합종양침구학 분야를 발전시킨 중국계 웨이동 루(Weidong Lu) 교수를 알게 되어 그를 한국으로 초청하였고, 또 데이비드 로젠탈과 기공에 대한 공동 연구를 진행하신 호주 시드니

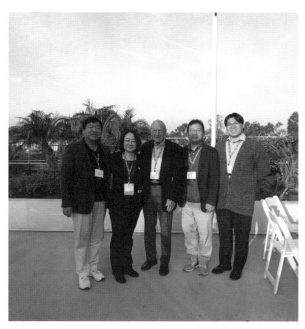

〈2024년 캘리포니아 국제 통합암학회에서 하버드 의대 자킴 센터 초대 센터장인 데이비드 로젠탈 박사와 함께(좌로부터 유화승, 팅 바오, 데이비드 로젠탈, 이준환, 김동현)〉

의대 오병상 교수님 등을 통해 자킴 센터와는 간간이 교류를 유지하던 중이었다.

필자는 대전대학교 서울한방병원 개원 후 수년간 수행해왔던 병원장 직을 내려놓고, 다시 본연의 위치인 통합종양학자로 돌아와 향후의 방향을 모색 중이었다. 국내에 통합종양학이 소개되고 자리 잡은 것이 벌써 20년이 넘게 흘렀다. 그동안 수많은 통합암치료를 표방하는 병원들이 생겨났지만, 정작 이에 대한 연구 수준은 미국 3대 암센터 등 국제적 수준과 비교해 턱없이 낮았다. 이미 미국 임상종양학회(ASCO)와 국제 통합암학회(SIO)는 공동 작업으로 통합암치료의 암환자 증상 관리에 대한 임상진료 지침(CPG)을 발표하고 있었다. 대표적으로는 암성통증, 피로, 불안우울, 불면 등이며, 이러한 작업은 해마다 순차적으로 진행되고 있어 전 세계의 통합암치료 표준치료방안을 이곳 미국에서 제시하고 있었다.

국내에도 새로운 돌파구가 필요했다. 물론 한의약진흥재단을 주축으로 암종별 표준진료 지침 구축 작업 등이 진행되고는 있지만, 실제 포함되는 연구들이 대부분 중국과 미국에서 이루어진 것들을 중심으로 하고 있었기에 국내에서 이루어진 연구의 비중은 상대적으로 낮았다. 결국 더욱 높은 수준의 연구가 이루어져야만 대한민국의 통합암치료가 세계적인 수준으로 진일보할 수 있을 텐데, 국내의 약점은 대부분의 암환자 진료가 대형병원 암센터를 중심으로 이루어진다는 데 있었다. 이로 인해 통합암치료는 이와는 별개로 한방병원이나 요양병원 등 중소병원에서 시행되어 대규모 임상연구가 해외의 유수한 암센터들처럼 원활하게 이루어지지 못하고 있는 실정이다.

아무튼 임상의가 연구년 기회를 두 번이나 가지는 것은 쉬운 일이 아닌데, 다행히도 2024년 연구년에는 우리 대학의 다른 임상교수님들의 지원 의사가 없었기에 용기를 내어 도전하기로 했다. 학교 측을 설득할 명분이 있어야 했고, 또한 연구와 임상의 2가지 모두를 충족시키기에 가장 적절한 기관을 찾아야만 했다. 이전에 다녀온 휴스턴 MD 앤더슨 암센터를 제외하면, 결국 뉴욕의 메모리얼 슬론 케터링 암센터(Memorial Sloan Kettering Cancer Center)나 보스턴의 하버드 다바파버 암연구소(Dana-Farber Cancer Institute) 두 곳 중 하나였다.

우선 문의한 곳은 뉴욕이었다. 이미 김수담, 곽은빈 두 제자가 연수하여 우리와의 공동 연구 작업인 국제 통합종양학 훈련 연구(GRIOT) 과제가 진행 중이었고, 또 친구인 개리 등이 있어 든든했기 때문이었다. 개리는 이전 책인 《미국으로 간 허준》에서도 이야기했듯이, 나와 지난 20년간 SIO를 통해 인연을 맺고 이전 MD 앤더슨 연수 시절 뉴욕에 방문했을 때도 가족끼리 함께 만나 식사를 하는 등 꾸준히 연락하고 지내는 사이였다. 하지만 현재 센터장은 다음 세대인 준 마오이고, 또 우리와도 공동 연구를 진행하는 상황이라 우선 준 마오에게 이메일을 보내 연수가 가능할지 물어보았고, 일단 2023년 SIO 개최지인 캐나다 밴프 학회에서 만나 이 문제를 상의하자는 약속을 잡았다.

2023년 캐나다 밴프에서 개최된 '제20회 국제 통합암학회' 참가기

세계적으로 유명한 밴프 국립공원의 경치는 너무도 아름다웠다. 아침 SIO 이사회에 참석하기 위해 숙소를 나왔는데, 마침 다나파버의 팅 팅 바오(Ting Bao)를 만나게 되었다. 그녀는 원래 준 마오와 함께 메모리얼 슬론 케터링 소속이었는데, 최근 다나파버 통합암센터의 공동 센터장으로 자리를 옮기게 된 것이다. 평소 친분이 있었던 터라 우연히 그녀에게 내년 연구년에 관련해서 물어보게 되었다.

"이번에 하버드로 자리 옮기게 된 것을 축하해. 내가 내년 가을쯤 6

개월 정도 미국에서 연구년 시간을 가지려 하는데, 혹시 부탁해도 괜찮아?"

물론, 그녀는 언제든지 오면 환영이라는 답변을 주었다. 우연히 팅바오를 만나 대화한 이 내용은 결국은 현실이 되고 말았다. 준 마오를 만나 관련된 상의를 하였는데, 현재 메모리얼 슬론 케터링이 속해 있는 락펠러 재단 측에 재정 등의 문제가 있어 외부 방문연구자를 제한하는 정책이 시행 중이라는 답변을 들었다. 우선은 우리 공동 연구인 GRIOT를 성공적으로 진행하고 점차 변화 상황을 보면서 다시 상부층과 이야기하자는 것이다. 이전 2명의 제자들이 가 있었고, 또 개리 등을 통해 종종 방문하였던지라 큰 문제는 없을 것으로 생각했었는데, 제동이 걸리니 약간은 당황이 되었다. 하지만 일단 내년 초에 다시 논의하자는 말을 믿고 공동 연구를 열심히 진행하였는데, 2024년 초에 결국은 '상황이 어렵게 되었으니 다나파버의 팅 바오와 상의하면 어떻겠냐'는 최종 답변을 받았다. 팅 바오에게 운을 띄워놓은 것이 천만다행이었다. 그녀에게 연락하여 이전 밴프에서 상의한 것이 아직 유효한지를 물어보았고, 가능하다는 최종 답변을 받았다. 보스턴으로 가게 되려는 운명이었던 것일까? 아무튼 최종 행선지는 결국 하버드 다나파버로 결정되었다.

팅 바오의
대한암한의학회 특강

　현재 필자는 서울병원 병원장을 마친 직후인 2023년 초부터 대한한 의학회 산하 대한암한의학회의 회장직을 수행 중이다. 대한암한의학회 는 1994년에 창립해 지난 20여 년간 국내 한의종양학의 발전에 중추 적인 역할을 담당하고 있는 학술단체이다. 매년 춘계와 추계, 두 번에 걸쳐 학술적 최신 지견을 발표하고, 유명 연사를 초청하는 학술대회를 개최하고, 교과서 발간, 전문가 연수과정 등의 학술 활동을 활발히 진 행하고 있다.

　2024년 6월 23일에 대전대 서울한방병원에서 개최된 춘계학술대 회에서는 조금 특별한 손님을 모셨다. 바로, 연수를 가기로 한 하버드 다나파버 암연구소의 팅 바오 박사를 특강 연사로 초청한 것이다. 사실 1 년 전 캐나다 밴프에서 열렸던 SIO 학회에서 미리 상의를 했기에 가능 한 일이었다. 이 시기에 팅 바오가 고향인 중국 베이징에 방문할 일이 있는데, 이때 서울에도 함께 오기로 약속을 했던 것이다. 앞으로 3개월

후에 보스턴에서 만날 텐데, 이전에 서울에서 한 번 보는 것도 의미가 있었고, 또 초청하기 힘든 하버드 의대 교수님을 모시고 최신 지견을 학회 회원들과 함께 공유하는 것도 좋을 것이라는 판단하에 진행했다.

그녀는 학회에서 최선을 다해 특강해주었고, 한의신문과의 인터뷰도 진행하였으며, 또 저녁에는 임원진들과 함께 활발히 교류하면서 즐거운 회식 자리를 가졌다. 그녀와 9월에 보스턴에서 다시 만날 것을 기약하면서 숙소로 돌아갔다.

대한암한의학회 춘계학술대회 통합암치료 현황 특별 강연

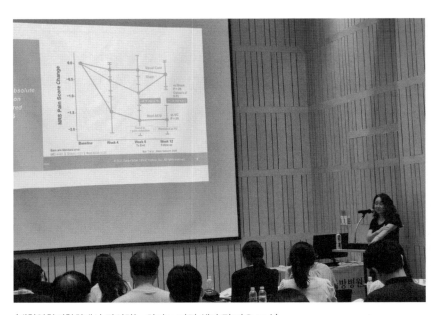

〈대한암한의학회에서 강의하는 하버드 자킴 센터 팅 바오 교수〉

하버드 의대가
자리 잡은 보스턴

하버드, 대한민국의 학부모들이라면 한 번쯤은 '자녀들이 진학했으면…' 하고 꿈꾸어보았을 자타공인 세계 최고의 대학이다. 나는 개인적으로 비슷한 연배인 하버드 출신 홍정욱 대표가 쓴 베스트셀러 《7막 7장》을 한의대 재학 시절 감명 깊게 읽었고, 또 이후 출간된 《7막 7장 그리고 그 후》에서 아이디어를 얻어 나의 저서인 《미국으로 간 허준》 증보판 제목에 '그리고 그 후'를 활용한 적도 있다.

이러한 하버드 대학 부속병원 중 암센터, 특히 통합암센터가 있다는 사실을 안 것은 전임의 시절 국립암센터에서 진행되었던 생명과학최고연구자 과정에서였다. 당시 함께 다니던 멤버 중 〈굿모닝닥터〉라는 의료 관련 잡지의 편집장님이 계셨는데, 그분께서 동기분들에게 〈굿모닝닥터〉를 보내주셔서 진료실에서 매월 받아볼 수 있었다. 그때 특집기사로 미국의 3대 암센터인 MD 앤더슨, 메모리얼 슬론 케터링, 그리고 하버드 다나파버가 소개된 것을 본 후, 미국에 가게 되면 여기에 꼭 가보겠다는 결심을 하게 되었다. 그리고 미국에서 이 3대 암센터들을 중심으로 통합종양학이 태동하던 2000년대 초반에 보스턴에 처음으로 와서 앞서 언급했던 MIT 박사후과정 친구도 만나고, 자킴 센터를 방문해보기도 하였다.

두 번째 방문은 2004년 뉴욕 SIO 제1회 학회에 참가하기 위해 미국에 왔을 때이다. 당시 하버드 오셔센터에서 강사로 계셨던 경희대 한의대 출신 박종배 박사님을 만나기 위해 이곳 보스턴을 들렀다(이후 박 박사님은 계속 미국에 머무시면서 노스캐롤라이나대, 듀크대 등 교수를 역임하셨다). 박 박사님은 대전대 측에 미국 국립암연구소에서 진행하는 최상연속증례 프로그램 공동 연구를 제안하셨는데, 결론적으로는 여러 가지 내부 사정에 따라 대전대 단독으로 그 프로젝트를 진행하여 결과를 국제학술지에 발표하였다.

박 박사님이 사시던 곳이 바로 내가 이번 연수 때 거주하던 뉴튼 지역이었는데, 이곳으로 20년 만에 다시 직접 연수를 올 것이라고는 생각도 하지 못했다. 당시 박 박사님이 "보스턴은 눈이 많이 내려 어떨 때는 밖에서 눈을 치워주지 않으면 문도 열지 못한다"라고 하신 말씀이 매우 인상적이었는데, 실제 내가 머물 때는 기후 온난화 때문이어서인지 멋진 설경을 만들어줄 정도로만 눈이 내렸지, 문을 못 열 정도의 폭설은 오지 않았다.

세 번째 방문은 2006년 SIO 제 3회 보스턴 학회 참가 때였다. 현 경희대 침구과의 이상훈 교수님과 경희대 생체의공학과 박경모 교수님이 함께 자리해주셨다. 이상훈 교수님은 당시 볼티모어 존스홉킨스 병원에 교환교수로 와 계셨는데, 특히 우리나라의 전통 침술인 '사암침법(Four needle technique)'을 널리 알리는 데 힘을 쏟으셨고, 또한 MD 앤더슨 암센터의 코헨이 저술한 《통합종양학》 중 존스홉킨스 파트를 담당하여 공동 저자로도 참여하셨다(이후 내가 SIO에서 발간하는 통합종양학 책의 공동저자로 들어가는 동기를 부여해주심). 박경모 교수님은 매사추세츠 종합병원(MGH)에서 연구년을 보내시는 중이었는데(이후 이준환 박사님이 근무하신 마르티노스 이미징센터와 한국과의 협력연구의 시작 시점임) 한의사로서는 특이하게 의료기기 등 의공학 분야를 중심으로 연구를 하셨으며, 당시 나에게 최대한 빨리 와서 세계적인 학자들과 교류하면서 연구하는 것이 좋다는 말씀을 해주셨다. 이는 2012년에 명실 공히 세계 최고의 암센터라고 불리는 MD 앤더슨 암센터에서 연수를 적극적으로 추진하게 된 중요한 계기가 되었다.

네 번째 방문은 2015년 SIO 제12회 보스턴 학회 때였다. 부산대 한방병원 박소정 교수, 우석대 한방병원 박수정 교수, 그리고 대한통합암학회 초대 이사장님이신 최낙원 원장님이 동행하셨다. 과거 방문할 때는 주로 병원을 중심으로 동선이 이루어졌는데, 학회가 열린 곳이 하버드 의대 교정 안이어서 이전보다는 좀 더 대학 캠퍼스의 아카데믹한 느낌이 물씬 풍겼다. 최낙원 이사장님과는 막 태동한 국내의 대한통합암학회(KSIO)의 미래 비전을, 그리고 후배이자 제자 교수인 박수정, 박소정 교수와는 대학한방병원의 통합암치료 방향에 대해 주로 이야기를 나누었다.

대한통합암학회는 막 홍역을 딛고 태동한 터라 극복해야 할 문제들이 많았다. 특히 의료계와 한의계의 갈등 때문에 향후 학회 존속 여부가 불투명한 상황이었고, 또한 다루어야 할 분야도 순수하게 SIO에서 진행되고 있는 통합암치료 파트만으로 제한해야 할지, 아니면 면역, 후성유전, 인공지능 등 첨단 종양학 분야까지도 포함해야 할지가 논의 대상이었다.

최 이사장님은 최첨단을 따라잡아 발전하지 않으면 의학이 아니라고 하시면서 당시 면역암치료와 후성유전학 등을 학회 범주에 포함시키는 것을 강력히 추진하셨다. 이러한 치열한 고민 끝에 탄생한 대한통합암학회는 어느덧 10주년을 맞이하고 있다. 그동안 활발한 활동을 통해 많은 전문가, 인정의를 배출하였고, 또 정기적으로 춘계 및 추계 학술대회를 개최하면서 최신 통합암치료 지식을 국내에 전달하는 플랫폼의 역할을 담당하고 있다.

나 또한 통합암치료와 관련한 여러 치료법들을 접해오던 터라 정체성을 잃지 않는 범주 내에서 첨단 종양학 분야는 우리가 적극적으로 도입을 해야만 할 부분이라는 데 동의하였다. 또한 고주파, 미슬토, 고용량 비타민 C 등에 대한 연구 결과들 또한 상당히 고무적이었기에 이들을 근거중심적으로 충분히 리뷰하고, 통합암치료를 필요로 하는 환자들에게 사용할 경우, 삶의 질 개선뿐만 아니라 생존율 연장에 대한 효과까지도 기대할 수 있을 것이라 판단하였다. 보스턴에 위치하고 있는 하버드 의대에 국제 통합암학회를 계기로 방문해서 함께한 선후배 의료인들과의 대화의 결론은 다음과 같았다.

"치료에는 양방, 한방이 따로 없다. 오직 환자만이 있을 뿐이다…."

연수 준비 과정

해외 기관 방문 연수에서 가장 중요한 것은 바로 초청장 및 J 비자(방문연구자용) 발급을 위한 필수 서류인 DS-2019이다. 물론 얼마 이상을 보장하는 여행자 보험가입(대략 최대 10만불 보증), B형간염과 결핵, 코로나백신 이력, MMR(볼거리, 홍역, 풍진) 및 수두 항체 검사, 또는 예방접종 기록 등의 결과도 필요하였다. 내 경우에는 볼거리의 항체가 최소치를 넘지 못해 결국은 MMR 모두를 두 번 접종한 기록을 제출해야만 했다. 일단 DS-2019를 발급받은 다음에는 미국 대사관에서 비자 인터뷰가 뒤따랐다.

오랜만에 방문한 광화문 미국 대사관은 12년 전을 떠올리게 했다. 대사관 오픈 1시간 전에 가서 줄을 서고 영사 인터뷰를 했던 그날의 기억…. 영사의 첫 질문은 현재 이슈가 되고 있는 국내의 의료파업(medical strike)이었다. 아마도 내가 의료인이고 하버드 의대 부속 암센터로 간다고 하니 그랬나 보다. 보통 '어디 가냐', '왜 가냐', '얼마만큼 체류하냐'

등을 물어보는데, 뜬금없는 의료 파업 질문에 약간 혼돈하여 엉뚱한 답변을 하는 해프닝도 있었지만, '나는 한의과대학 교수이고 이번 의료파업과는 관련이 없고 하버드 부속 암센터에 통합의학 관련 연구를 하러 간다'고 추가 설명을 하면서 인터뷰는 잘 마무리되었다.

이후 다나파버 측과 계속 이메일을 주고받으면서 관련 서류를 제출하고 다나파버 측에서 요구하는 설문에 답하는 등 10여 차례의 과정을 진행했는데, 이전 MD 앤더슨 때보다는 좀 더 꼼꼼하고 복잡해졌다. 이러한 철저히 과정화된 검증단계는 이들에게 꼭 배워야 할 부분이라는 생각이 들었다.

7월 말, 다나파버에서 연락이 왔다. 방문 첫날 결핵 등 검사가 있고 최장 2주까지도 출근이 연기될 수 있는데, 8월 중순까지 미국에 올 수 있냐는 이야기였다. 하지만 9월 1일 출국이 예정되어 있던 터라 어렵다고 했더니 그럼 8월 중순에 화상 인터뷰를 하자고 하여 진행을 하였다. 다른 것은 문제없는데 제출한 결핵 검사 결과가 6개월 전 것이어서 방문하자마자 한 번 더 해야만 한다고 했다.

이제 짐 싸는 일만 남았다. 방문 3개월 이후 불가피한 국내의 일들을 처리하기 위해 일시 귀국을 할 터라 옷가지들도 이에 맞춰 겨울 전까지만 준비했다.

통합암치료란?

표준 암치료(수술, 항암제, 방사선)+보완의학

↓

환자의 신체적·정신적 부담을 줄이고 치료 효과 향상

**미국에서는 MD 앤더슨, 메모리얼 슬론 케터링,다나파버 등
대형 암센터에서 공식적으로 시행**

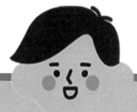

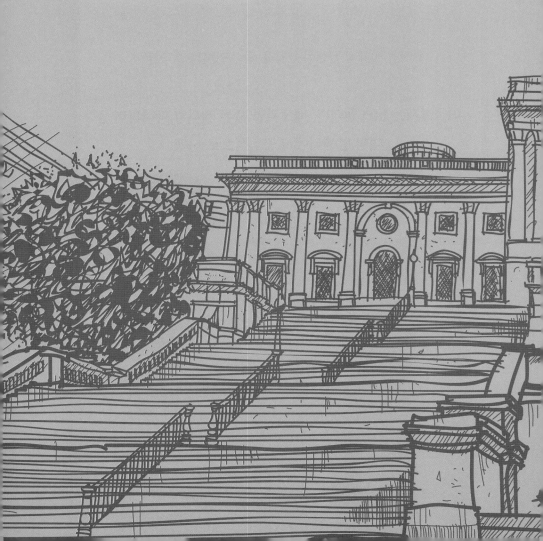

2장 |
하버드 의대
다나파버 암연구소

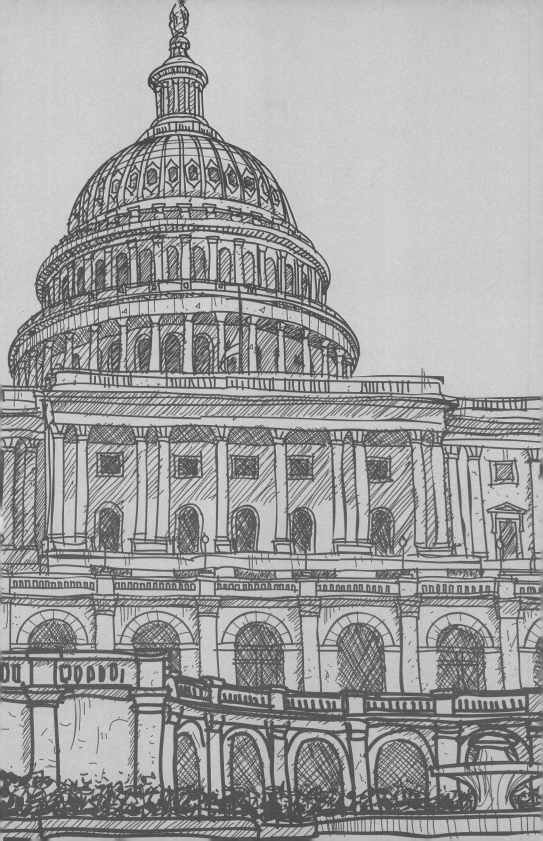

보스턴 도착 첫날

인천에서 보스턴까지는 대한항공 직항이 운항하고 있다. 하지만 나는 기존에 가지고 있던 아시아나 항공 마일리지를 활용하고자 뉴욕 경유 비행기를 선택했다. 아시아나는 보스턴까지의 직항이 없었기 때문이었다.

가는 비행기 안에서 여러 가지 복잡한 생각이 들었다. '이번 연수에는 어떤 사람들을 만나고 또 어떤 일들이 일어날 것인가?', '어떻게 하면 최근 〈네이처〉나 〈임상종양학회지(JCO)〉, 〈미국의료연합학회지(JAMA)〉 등에 게재될 정도로 높은, 세계 수준의 통합종양학을 국내 실정에 맞게 도입하고, 또한 이곳의 연구자들과 함께 진행할 수 있는 프로젝트를 발굴하여 우리나라 통합종양학의 수준을 한 단계 더 높이는 데 기여할 수 있을 것인가?', '이후 대한암한의학회나 대한통합암학회는 어떤 역할을 해야만 국내에서 그 기능을 올바르게 수행할 수 있을 것인가?', '실제 임상에서 적용할 수 있는 어떤 통합암치료 아이템들을 발굴하여 돌아올 것인가?' 등 이런저런 생각을 하다 보니 비행기는 어느새 14시간의 비행을 마무리하고 뉴욕 제이에프케이(JFK) 공항에 착륙하고 있었다.

입국심사관이 DS-2019에 익숙하지 않아서인지 통제실로 데리고 가는 바람에 30분 정도 지체되긴 했지만, 생각보다는 빨리 수속을 마치고 보스턴행 델타항공으로 갈아타서 1시간 반의 비행 후 드디어 보스턴 로간 공항에 도착하였다. 김수담 박사의 절친 밍샤오가 마중을 나오기로 미리 약속이 되어 있었고, 얼마 지나지 않아 보스턴에서 그와의 첫 만남을 가졌다. 이미 2년 전 아리조나 통합암학회 미팅에서 함께 식사도 했었고, 대한암한의학회에서 얼마 전 그를 온라인 특강 연자로 초청하여 케모포그(Chemofog, 항암 후 기억력 감퇴 등 증상) 강의 등을 진행했던 터라 매우 친숙했다.

요즘은 미국에서 대부분 옐로우택시가 아닌 우버나 리프트 등의 앱을 이용하는데, 특히 앱 기반 서비스 차량을 위한 별도의 승차 장소가 공항에 크게 자리하고 있는 것이 빠른 시대의 흐름을 반영해주고 있었다. 그가 부른 리프트 차량으로 30분 정도 공항 남서쪽으로 이동해 도착한 곳은 뉴튼의 와반 지역에 위치한 한인 민박집인 엘리엇 하우스였다.

엘리엇은 주인 부부의 아들 이름이기도 한데, 지금은 캐나다 몬트리올의 맥길 대학교에서 유학 중이라고 했다(훗날 알게 되었지만 내게 배정된 2층 방이 바로 엘리엇의 방이었음). 문을 두드리니 주인인 캐서린(재미교포) 사모님이 우리를 반갑게 맞이해주었다. 이날은 마침 아들을 방문하러 캐나다 몬트리올을 갔다가 온 날이었는데(이곳에서 운전해서 6~7시간 정도 거리), 거기서 차량을 도난 맞아 매우 심란한 상황이었다(결국 2주 만에 차를 찾았다는 연락을 받고 몬트리올로 다시 가서 찾아옴).

그녀는 캐나다에서 10년 이상 유학원을 운영한 경력도 있고, 나중에 다시 캐나다로 가서 살 생각도 있었는데, 최근 캐나다에 불법 이주민들이 늘어나면서 치안 문제가 점점 심각해지고 있어 걱정이라고 했다. 캐나다와 미국에서 이렇게 오래 사신 분들도 큰 문제가 발생하는데, 우리와 같은 방문객들은 더더욱 조심해야겠다는 생각이 다시 한번 들었다. 아무래도 최근 미국 치안에 대한 안 좋은 이야기들을 많이 듣고 온 터라 민박집 주변 지역의 안전에 대해 한번 물어보았다.

"이곳 뉴튼은 안전한가요?"
"여기 산 지 10년이 넘었는데 무슨 일 일어났다는 이야기는 들어본 적이 없어요. 저녁에 나가도 안전해요."

다른 지역에 비해 보스턴이 안전하다는 사실을 알고는 있었지만, 현지분의 말을 들으니 좀 더 안심이 되었다.

공항까지 마중 나와 여기까지 안내를 해준 밍샤오에게 감사를 표하고 이틀 뒤 병원에서 볼 것을 약속한 후 방에 들어가 가져온 짐을 정리하기 시작했다. 창밖으로는 푸른 작은 숲과 뒷마당이 보였고, D라인 트램이 주기적으로 지나가는 소리가 들렸다. 앞으로 6개월간 지낼 곳이라고 생각하니 왠지 잔잔한 감동이 느껴지고 친근감이 들었다. 잘 도착했다고 가족들과 몇몇 지인에게 연락한 후 보스턴에서의 첫날밤을 보냈다.

롱우드로의 첫 출근

내가 거주하는 와반 지역에서 하버드 다나파버 암연구소가 있는 롱우드 지역까지는 보스턴 MBTA 트램 D라인(그린라인)으로 약 25분 정도(9정거장) 걸린다. 집에서 병원 연구실까지는 도어 투 도어(door-to-door)로 출발에서 도착까지 1시간이 채 안 걸린다. 이러한 교통 환경 또한 와반 지역에 거주하려고 결심했던 이유 중 하나다.

집 현관문을 열면 체스넛 스트리트가 나오고, 우측으로 짧은 철도 터널을 지나 와이만 스트리트를 따라 10분 정도 걸으면 그린라인의 와반역이 나타난다. 우리로 치면 역사도 없는 시골 간이역 같은 곳이다. 거기서 기기로 찰리카드(보스턴 교통카드)를 구매하고 정기권 등을 충전하게 되면 트램과 버스를 이용할 수 있다.

첫날은 어떻게 할까 하다가 우선 시험 삼아 일주일권을 구매해보았다. 다행히도 인식하고 타는 데 별 어려움은 없었다. 다만 핸드폰에 문제가 생겨 구글 지도를 확인할 수 없는 것이 좀 곤란했다. 구글 지도 없이 병원을 찾아가자니 아무래도 살짝 걱정되었다. 자리에 앉아서 가고 있는데 앞에 다나파버 배지(명찰 겸 통과 카드)를 착용한 여성 연구원으로 보이는 사람이 있어 내릴 때 사정을 설명하고 길 안내를 부탁했더니 흔쾌히 들어주었다.

롱우드 애버뉴를 따라 계속 갔더니 이전에 방문한 적이 있었던 다나파버 건물이 눈앞에 나타났다. 2004년 첫 방문 이후 중간에 학회에 참가했을 때는 이곳은 와보지 않았던 터라 근 20년 만에 다시 방문하는 것이었다.

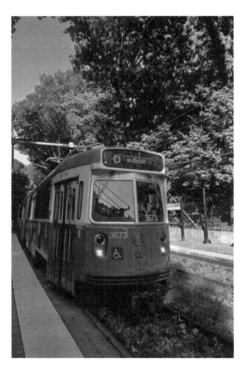

〈세계에서 가장 오래된 전철 역사를 지닌 보스턴의
전철(MBTA) 중 그린라인〉

도착하자마자 우선은 결핵 재검사(3개월 이내 검사)를 진행하였다. 밍샤오로부터 당일 몸이 안 좋아 늦게 도착한다는 연락이 와서 대신 행정 담당자인 테일러를 만나 배지 발급에 필요한 오리엔테이션 교육을 시작하였다. 이 과정은 온라인 수업으로, 6시간 정도 걸렸는데 다나파버의 미션이나 설립목적, 근무 시 필요한 최소한의 감염 예방 수칙, 위기 대응 능력, 업무 시 해야 할, 그리고 하지 말아야 할 행동들, 다나파버에 근무하는 사람들의 봉사 및 사명의식 등에 대해 동영상과 사이버 시스템을 통해 이루어졌다.

'이런 표준화되고 치밀하게 만들어진 직원교육 시스템이 결국 상위 기관들의 경쟁력을 만들어주는구나'라는 생각이 12년 전 MD 앤더슨 암센터 직원교육 때 이후 다시 한번 들었다. 중간중간 나오는 퀴즈 등을 풀면서 병원에서는 과정을 다 마무리하지 못해 집에 돌아와서 마무리한 후, 최종 완성 판정을 받을 수 있었다. 이 증명서를 제출하면 배지를 받는 과정이 하루, 이틀 걸린다고 하니 다음 날 하루는 시차 적응을 하면서 쉬고, 그다음 날부터 병원에 가서 본격적인 일정을 시작하기로 했다.

롱우드의 병원들

보스턴의 롱우드 지역은 하버드 의대가 자리 잡고 있어 그 주변으로 세계적으로 유명한 여러 병원과 연구 기관들이 위치해 있다. 그 때문에 이곳에서는 다양한 학술적 교류가 실시간으로 이루어지고 있고, 또 미국의 국가 연구비 지원 중 가장 많은 비중을 차지하고 있는 곳이기도 하다. 게다가 찰스강 건너 MIT라는 세계 최고의 공대가 있어 의학(BT)과 공학(IT)이 한데 만나 최첨단 의공학 생명기술을 발전시키고 있다.

이것이 바로 코로나 시절의 3대 백신 회사인 모더나, 화이자, 얀센이 모두 케임브리지의 켄달스퀘어 지역에서 나온 이유이기도 하다.

주요 병원들을 살펴보면 다음과 같다.

보스턴 어린이병원

보스턴 어린이병원은 어린이를 위한 최첨단 연구와 종합 치료로 유명한 선도적인 소아 의료 센터이다. 미국 최고의 어린이병원 중 하나로 꾸준히 선정되고 있으며, 심장학, 신경학, 종양학 등 다양한 전문 서비스를 제공한다. 우연히 전철에서 알게 된 이곳에 근무하는 리아 마르스라는 연구원과 병원 투어를 함께한 적이 있는데, 어린이병원답게 여기저기에서 아동 친화적인 요소들을 많이 발견할 수 있었다.

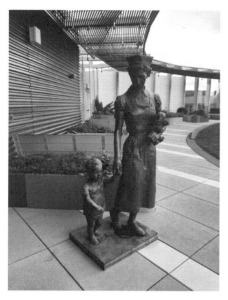

〈보스턴 아동병원 옥상 정원에 설치된 간호사와 소아환자 동상〉

브리검 여성병원

브리검 여성병원은 하버드 의과대학에 소속된 주요 교육 병원이다. 여성 건강, 심혈관치료 및 암치료에 대한 전문성으로 유명하다. 또한 브리검 여성병원은 세계 최대 규모의 병원 기반 연구 프로그램 중 하나로, 연구 중점 의료기관이기도 하다. 이곳 세미나실에서 개최된 하버드 통합의학 오셔 센터 세미나 참석을 위해 들린 바 있다.

베스 이스라엘 디코네스 메디컬 센터

베스 이스라엘 디코네스 메디컬 센터(Beth Israel Deaconess Medical Center)는 유대인 공동체에 의해 설립된 베스 이스라엘 병원과 감리교 집사들에 의해 설립된 뉴잉글랜드 디코네스 병원의 합병으로 설립되었으며, 하버드 의과대학과 연계된 유명한 교육병원이다. 응급 의학, 수술, 종양학을 포함한 광범위한 전문 분야의 종합적인 진료를 제공하며, 연구 혁신적인 치료법으로도 유명하다. 연구 중심의 기간 중 많은 도움을 주신 제이슨 손 교수님이 여기 근무하고 계시며, 경희대 한의과대학원 출신 김효인 박사님(남편인 경희대 한의대 약리학교실 박진봉 교수님은 여기 3년간 근무)도 이곳에 5년간 계시다가 최근 경희대 의대로 오셨다.

다나파버 암연구소

다나파버 암연구소는 암치료 및 연구 분야의 세계적인 리더이다. 다양한 유형의 암에 대한 전문 치료를 제공하며, 롱우드 지역의 다른 병원과 긴밀히 협력하여 포괄적인 치료를 제공하는 등 치료에 대한 협력적 접근 방식으로 널리 알려져 있다. 명실공히 세계 최고의 암 연구 기관 중 하나이고, 내가 연수한 자킴 통합의학센터가 자리하고 있다. 또한, 연수 시절 종종 점심을 함께한 신주선 간호학 박사님이 여기 근무하셨고, 필자와 수많은 공동 연구를 수행한 호서대 강인철 교수님도 이곳 실험실 출신이시다.

조슬린 당뇨병 센터

조슬린 당뇨병 센터(Joslin Diabetes Center)는 당뇨병 연구, 교육 및 치료에 전념하고 있다. 전 세계에서 가장 높은 수준의 당뇨병 기관 중 하나로, 당뇨병 환자의 삶을 개선하기 위한 첨단의 치료법을 제공하고 선구적인 연구를 수행하고 있다. 이전 경희대 한의대 이병철 교수님이 여기서 연수하신 바 있다.

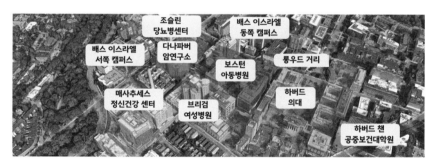

〈롱우드 지역의 주요 의료기관〉

롱우드 지역은 이전 연수했었던 휴스턴의 메디컬 클러스터와 비슷하다는 느낌이 들었다. 나는 점심 식사 후에 종종 롱우드의 거리를 산책했는데, 동쪽으로는 하버드 의대 캠퍼스와 하버드 챈 공중보건대학원, 북쪽으로는 베스 이스라엘 병원, 서쪽으로는 브루클라인 빌리지 쪽 등을 거닐며 향후 우리나라에서도 이러한 의료 클러스터가 형성되어

미래 먹거리를 창출하는 원동력이 되어줄 것이라는 비전을 마음속에
떠올리곤 했다.

다나파버 암연구소

하버드 대학교는 우리에게 너무나도 잘 알려진 미국 보스턴의 명문 대학교이다. 1636년에 설립된 미국에서 가장 오래된 고등교육기관으로, 소위 '아이비리그(Ivy League)'라 불리는 미국 동부 지역의 8개 명문 사립대학 중 하나이다. 하버드 의과대학은 1782년에 설립된 미국에서 세 번째로 오래된 의과대학으로, 의학 및 생리학 분야에서 가장 많은 노벨상 수상자를 배출했다.

이렇게 국내는 물론이고 전 세계적으로 유명한 하버드 의과대학은 병원을 직접 소유하거나 운영하지 않고, 대신에 미국 보스턴 지역의 여러 부속 교육병원 및 연구 기관을 통해 임상 교육을 진행하는데, 그중 하나가 바로 '다나파버 암연구소'이다.

1940년대 중반 보스턴 아동병원의 병리학자였던 시드니 파버는 당시 치료 성과가 좋지 않았던 백혈병에 대해 고민하며 해결책을 찾고 있었다. 그때는 코티손 요법으로 잠깐 환자를 편안하게 해주는 것 외에는 백혈병을 근본적으로 치료할 수 있는 방법이 없었다. 그러다가 한 제약 회사가 테스트하고 있던 약물인 아미노프테린(엽산 길항제)을 시드니 파버가 백혈병을 앓고 있는 16명의 소아 환자들에게 시험해보았고, 그중 10명의 아이들에게 일시적으로 완화되는 반응이 나타났다. 이 발견은 파버가 기존의 의학적 통념을 뒤집고 암 퇴치에 앞장서게 된 첫 출발점이었다. 이후에도 파버는 1955년에 항생제인 악티노마이신 D와 방사선 요법으로 윌름종양(소아의 신장에 생기는 종양)의 완화를 가져올 수 있다는 사실을 발견하는 등 암 연구에서 계속적인 발전을 이루어냈다.

다나파버는 소아암뿐만 아니라 성인암치료 역시 세계적인 수준으로, 성인과 소아암치료 모두에서 미국 뉴스&월드 리포트 전국 상위 4위 안에 든 유일한 병원이다. 또한 2023년에는 다나파버 브리검 암센터가 전국 상위 5위로 선정되었는데, 즉 23년 연속 최고의 암치료 병원으로 선정된 것이다. 특히 백혈병, 림프종, 골수종, 대장암, 폐암, 난소암, 자궁암, 전립선암수술 등에서 높은 성과를 낸 것으로 주목을 받았다. 이 외에도 다나파버의 의사이자 과학자인 윌리엄 케일린(William G. Kaelin Jr) 박사가 2019년 노벨 생리의학상을 수상하는 등 다나파버 암연구소는 암치료와 연구에 있어 세계적인 수준임을 자랑한다.

다나파버는 최첨단 연구를 진행하고 또 환자들에게 우수한 치료를 제공하는 것으로 유명하며, 연구 및 치료 분야에 대한 전문 지식을 바탕으로 수많은 새로운 암치료법을 개발 및 테스트하여 미국 식품의약처(FDA)의 승인을 받는 독보적인 위치에 있다. 특히 다나파버 연구진은 2023년 기준으로 지난 5년 동안 FDA에서 승인한 항암제 전체의 절반 이상(51%)을 개발하는 데 기여했다.

이러한 연구 및 치료 성과에 걸맞게 다나파버는 2023년에 미국 뉴욕에서 발행되는 시사주간지 〈뉴스위크〉가 선정한 '세계 최고의 암 전문병원' 4위로 랭크되었고, 재생불량성 빈혈과 다발성 골수종의 경우에는 미국 의학 학술연구 평가기관인 엑스퍼트스케이프(Expertscape)에서 세계 최고 수준으로 평가되었다. 현재 다나파버는 모든 종류의 성인 및 소아암과 혈액 질환을 치료하며, 특정 암 유형에 대해서는 전문 치료 센터를 운영 중이다. 또한 환자들에게 최신 치료법과 임상 서비스뿐만 아니라 다양한 임상시험에 참여할 수 있는 기회를 제공하고 있다.

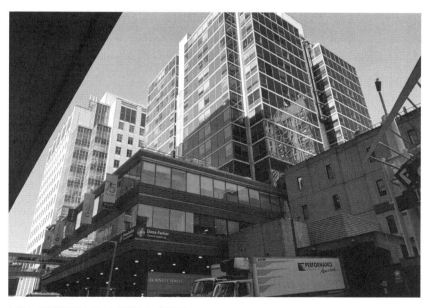

〈다나파버 암연구소의 다나빌딩 로비 입구〉

다나파버 암연구소의 새로운 시작

내가 다나파버에 온 지 한 달여가 지날 무렵 다나파버의 새로운 대표가 부임하였다. 다나파버의 대표 겸 CEO인 로리 글림처(Laurie Glimcher) 박사가 8년간의 성공적인 임기를 마무리하며 2024년 10월 1일 퇴임 계획을 발표하였고, 저명한 종양학자이자 연구자인 벤자민 에버트(Benjamin L. Ebert) 박사가 다음으로 다나파버 암연구소를 이끌게 되었다.

글림처는 하버드 다나파버 암연구소의 대표를 역임했으며 하버드 의과대학의 리처드 스미스 및 수잔 스미스 의과대학 교수로 재직 중이다. 다나파버의 일곱 번째 대표이자 77년 역사상 최초로 여성으로서 조직을 이끈 글림처는 2016년 10월 환자 진료와 암치료제 개발에 박차를 가하면서 그녀의 임기를 시작했다.

"8년 전, 저는 다나파버가 초창기부터 지원해준 특별한 연구와 또 환자와 가족들에게 제공되는 우수한 임상 서비스에 깊은 감사를 표하며 이 여정을 시작했습니다. 그리고 지금 제 재임 기간을 되돌아보면서 환자들에게 세계적 수준의 치료를 제공하고 혁신을 주도하며 새로운 치료법과 이를 발견한 우리가 이룬 성과에 대해 매우 자랑스럽게 생각합니다."

글림처의 운영을 통해 다나파버 암연구소의 지역 거점은 4곳에서 7곳으로 늘어났고, 환자 수는 51%, 보조금 및 산업 자금 연구 지원은 62% 증가했으며, 2023년 회계총액은 총 4억 5,000만 달러(한화 약 6,600억)에 이르렀다. 작년에 그녀는 성인 암환자를 위한 300병상 규모의 새로운 입원 병원을 짓겠다는 다나파버의 제안과 베스 이스라엘 디코네스 메디컬 센터(Beth Israel Deaconess Medical Center)와의 새로운 협력안을 발표했다. 또한 연구소 역사상 가장 야심 찬 모금 활동인 다나파버 캠페인을 이끌었으며, 이 캠페인은 당초 목표를 초과 달성했고, 획기적이고 혁신적인 새로운 치료법 및 제도적 주도권을 지원하기 위한 중요한 자금을 마련했다.

다나파버 이사회 의장인 조수아 베켄슈타인(Joshua Bekenstein)은 그녀에 대해 다음과 같이 언급했다.

"로리 글림처가 다나파버의 대표로 재임한 기간은 환자, 의사-과학자, 인력 및 종양학 커뮤니티 전체에 커다란 영향력을 미치는 기간이었습니다. 다나파버가 로리 글림처와 같은 과학적 위상을 인정받고 선견

지명이 있고 박애 정신이 있으며, 포용적인 리더로 입증된 인물에게 대표 겸 CEO를 맡기게 된 것은 매우 운이 좋았다고 할 수 있습니다. 그녀의 환자 중심적 접근 방식은 연구소가 다나파버의 훌륭한 치료법들을 지속적으로 발전시킬 수 있게 해주었습니다. 그녀의 뛰어난 리더십에 매우 감사드립니다."

글림처는 의료 형평성 문제를 해결하기 위해 노력하는 한편 보스턴 지역의 오래된 소외 계층에 대한 암치료율 격차를 줄이기 위한 일환으로 암치료 형평성 프로그램을 확대했는데, 이는 암 형평성 연구를 통해 치료 확대로 전환하는 국가적 모델이 되었다. 다나파버는 현재 암 격차의 이해 및 퇴치와 관련된 90건 이상의 임상연구 및 파일럿 프로그램을 진행 중이다.

세계보건기구(WHO)에 따르면, 암 사망의 약 70%는 저소득 및 중간소득 국가에서 발생하고, 특히 이들 국가에서 발생하는 소아암의 치료율은 20%에 불과하다. 다나파버 암연구소는 이러한 '암 불평등'을 해결하고자 지난 2023년에 '글로벌 건강 평등 센터(Center for Global Health Equity)'를 설립하였다. 글로벌 건강 형평 센터는 지역에 따른 암 예방, 치료 및 결과의 불평등을 해결하기 위한 활동을 진행하며, 주로 저소득 및 중간소득 국가에서의 활동에 중점을 두고 있다. 이 센터에서 진행되는 활동은 의료 자원이 제한된 환경에서 글로벌 인재를 양성하고, 암의 예방 및 치료의 질과 접근성을 향상시키는 것을 목표로 하고 있다. 글림처는 퇴임 이후에도 다나파버에 남아 선구적인 연구를 주도하고 차

세대 의사-과학자 멘토링에 참여하는 등 다양한 활동을 계속할 예정이다.

다나파버 이사회는 또한 2024년 10월 1일부로 의료 종양학 부서의 센터장이자 세계적으로 유명한 종양학자인 벤자민 레빈 에버트(Benjamin L. Ebert) 박사가 다나파버의 차기 대표 겸 CEO로 취임한다고 발표했다.

"벤자민은 의료 종양학 부서의 매우 뛰어난 리더였습니다. 우리는 암치료법 및 치료제 개발의 미래를 계획하고 있으며, 다른 모든 사람들과 마찬가지로 진실성, 사려 깊음, 부지런함, 박애 정신을 가지고 새로운 도전에 나설 것이라고 확신합니다. 그의 리더십과 경험은 새로운 암병원과의 임상 협력을 계획하는 데 매우 유익할 것입니다."

벤자민 교수는 대표 취임 전까지 의료 종양학 부서의 대표로 300명 이상의 교수진과 80개 이상의 암연구소를 관리하고 있었다. 그의 재임 기간 동안 교수 인원수, 임상 규모, 연구 자금 등이 급격히 성장하였다. 그의 리더십에는 젊은 세대 연구자 멘토링, 교수 복지, 다분야 협력 강화를 위한 프로그램이 포함되어 있다. 그는 이미 멘토링을 핵심 과제로 삼아 종양학 분야의 임상 및 연구 영역에서 세계적으로 유명한 의사와 과학자로 구성된 리더십 팀을 구성한 바 있다.

"제가 다나파버의 차기 대표 겸 CEO로 선정되고 또 전임자인 로리 글림처의 탁월한 리더십과 업적을 이어받아 일하게 된 것은 매우 영광

입니다. 다나파버는 진정으로 놀라운 조직이면서 동시에 혁신과 암환자 치료 및 지지 분야의 글로벌 리더입니다. 경영진과 함께 이 새로운 장을 여는 동안 환자 중심 모델을 지속적으로 발전시켜 나갈 것입니다."

다나파버 이사회는 글림처의 매우 뛰어난 업적을 이룬 성공적인 재임 기간 동안 발전을 위한 강력한 기반을 구축했으며, 이제는 벤자민의 리더십으로 암치료 및 연구 분야의 세계적인 리더로 계속 성장할 것이라고 기대하고 있다.

모교 대학병원장직을 재임한 경력이 있던 내게 이곳 하버드 다나파버 암연구소에서 연수 기간 중 의과학자 출신 CEO의 퇴임과 취임을 지켜볼 수 있었던 것은 매우 의미 있는 경험이었다. 특히 연구와 봉사에 기반한 조직문화를 이끌어나가는 세계 최고기관의 문화는 우리가 꼭 배워야 할 부분이라는 생각이 들었다. 향후 우리나라에서도 좀 더 장기적인 안목을 가진 성숙한 조직체계 문화를 만들어야겠다고 다짐하는 계기가 된 다나파버 암연구소의 기관장 이취임 행사였다.

다나파버의 5가지 핵심 가치

내가 있는 동안에 새롭게 다나파버 암연구소의 대표로 부임한 벤자민 에버트의 첫 취임 연설이 2024년 10월 30일에 온라인으로 진행되었다. 비록 방문연구자 신분이었지만, 나는 그의 연설을 들어보고 싶어 줌 링크에 접속해서 그의 이야기에 귀를 기울여보았다.

먼저 다나파버 암연구소의 미션, 비전, 그리고 핵심 가치에 대해 살펴보기로 하자.

미션

다나파버 암연구소는 소아, 성인 및 그 가족들에게 전문적이고 따뜻하며 형평성 있는 치료를 제공하는 동시에 암 및 관련 질병의 이해, 진단, 치료, 치료 및 예방 기술을 발전시킨다. 우리는 새로운 세대의 의사와 의과학자를 교육하고, 혁신적인 환자 치료법과 과학적 발견을 전 세계에 전파하며, 암의 영향력을 감소시키는 동시에 역사적으로 소외되어온 지역 돌봄에 항상 초점을 맞춘다.

비전
우리는 암에 대한 두려움과 부담이 없는 세상을 지향한다.

핵심 가치
영향력(Impact)
무엇보다도 우리는 연구, 임상치료, 교육, 지지 및 옹호를 통해 현재와 미래의 질병에 대한 부담을 덜어줌으로써 변화를 만든다.

우수성(Excellence)
우리는 항상 최고의 행동 기준을 준수하며 지속적으로 성실히 우수함을 추구한다.

연민과 존중(Compassion and Respect)
우리는 치료를 받는 사람들과 또 서로를 위해 존재한다.

탐구(Discovery)
우리는 개인의 창의성을 중시하면서 전통적인 경계를 넘어 협력과 혁신을 촉진하는 탐구 문화를 조성한다.

평등 및 포용성(Equity and Inclusion)
우리는 모든 일에서 모든 사람이 잠재력을 최대한 발휘할 수 있도록 노력하며, 그 누구도 다른 사람 때문에 불이익을 받지 않도록 최선을 다한다.

모든 기관은 그들이 지향하는 방향성을 이렇게 미션, 비전, 핵심 가치에 담고 있으며 다나파버 암연구소 또한 그들의 가치를 이곳에 담아내고 있었다.

이에 대해 새로운 수장인 벤자민 에버트는 첫 취임 연설 시 다음과 같이 말했다.

"이 직책을 맡은 첫 달 동안 저는 연구소 전체 부서의 사람들을 만나 여러 사람들이 하고 있는 중요한 일에 대해 좀 더 많이 배우고 있습니다. 저는 이곳에 근무한 지 오래되었고, 다나파버에게 엄청난 헌신을 다하고 놀라운 일을 해내는 새로운 사람들을 계속 만나고 있습니다. 우리 기관은 이곳에서 일하는 사람들 덕분에 매우 특별하고 강해질 수 있습니다. 환자 치료와 연구에 대한 헌신, 그리고 암의 부담을 줄인다는 다나파버의 사명은 제가 알고 있는 우리 기관의 모든 것입니다. 우리 모두는 다나파버가 특별한 곳이라는 것을 알고 있으며 환자들도 그렇게 느끼고 있습니다.

우리는 재능 있는 인적 자원에 투자하고 있고 또, 포용성, 다양성, 형평성 등 우리의 핵심 가치에 지속적으로 집중하고 있습니다. 그래서 우리는 이러한 우리의 핵심 가치에 부합하는 경영 우선순위를 도출한 다음 연간 경영 목표로 분류되는 우선순위를 제시합니다. 연구에서는 기초 및 임상연구 운영의 효율성을 개선하고자 합니다. 우리는 뛰어난 기초 과학, 중재 및 임상연구를 지속하고자 합니다. 치료에서는 임상적

성장과 환자 치료 역량을 지원하고, 환자 안전, 삶의 질 및 암치료 형평성을 증진하고자 합니다.

우리의 5가지 핵심 가치, 즉 영향력, 우수성, 연민과 존중, 탐구, 형평성 및 포용성이 이후에 바뀔 것으로 예상하나요? 저는 아니라고 생각합니다. 이러한 목표를 추구하는 것이야말로 우리 기관의 핵심 가치이기 때문입니다."

나는 이들 핵심 가치 중 특히 연민과 존중, 형평성 및 포용성 부분에 주목하고 싶다. 이러한 환자 중심의 통합적 사고가 그들의 핵심 가치에 자리하고 있기에 여기 다나파버에서 통합암센터가 자리 잡을 수 있었다고 생각한다. 이번 벤자민 대표의 연설은 내게 결국 환자 우선(Patient First)이 모든 가치에 우선한다는 것을 다시 한번 확인 할 수 있는 뜻깊은 시간이 되었다.

다나파버
로고의 의미

'다나파버 암연구소'는 미국 보스턴에 위치한 종합 암치료 및 연구 기관으로, 미국의 국립 암연구소(NCI)가 지정한 하버드의 종합 암센터이다. 다나파버는 시드니 파버(Sidney Farber)라는 의사가 1947년에 '어린이 암 연구 재단'을 설립한 것을 시초로, 소아 암환자들에게 효과적이고 부작용을 최소로 하는 새로운 암 예방 및 치료법을 개발하기 위해 노력하였다. 그러다가 1969년에 소아뿐만 아니라 모든 연령대의 환자들을 포함하도록 암치료 프로그램을 확장하였고, 1974년에 설립자인 시드니 파버를 기리기 위해 '시드니 파버 암센터'로 명칭을 변경하였다. 그 후 1983년, 시드니 파버 암센터에 장기간 지원을 해오던 찰스 A. 다나(Charles Anderson Dana) 재단을 기념하는 의미에서 현재의 '다나파버'라는 이름으로 변경되었다.

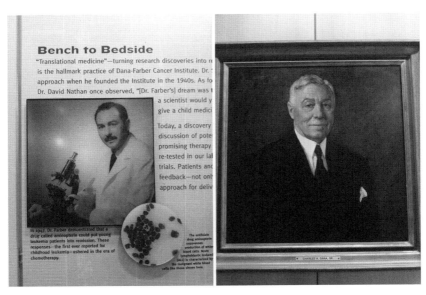

Bench to Bedside

"Translational medicine"—turning research discoveries into r...
is the hallmark practice of Dana-Farber Cancer Institute. Dr. :
approach when he founded the Institute in the 1940s. As fo
Dr. David Nathan once observed, "[Dr. Farber's] dream was t
a scientist would y
give a child medici

Today, a discovery
discussion of pote
promising therapy
re-tested in our lal
trials. Patients and
feedback—not onl
approach for deliv

In 1947, Dr. Farber demonstrated that a
drug called aminopterin could put young
leukemia patients into remission. These
responses—the first ever reported for
childhood leukemia—ushered in the era of
chemotherapy.

⟨다나파버 로비에 전시된 시드니 파버(좌)와 찰스 다나(우) 사진⟩

2022년은 1947년 시드니 파버가 어린이 암 연구 재단을 설립한 지 75주년이 되는 해였다. '소아암환자와 그들을 사랑하는 사람들에게 새로운 희망을 주고, 모든 사람을 위한 암 연구와 치료에 헌신한다'라는 사명으로 75년 넘게 암 연구와 치료에 매진했다. 그 결과, 미국 뉴스& 월드 리포트의 2022~2023년 '최고의 아동병원' 보고서에서 다나파버·보스턴 아동 암 및 혈액 질환 센터가 전국 1위로 선정되었는데, 이는 순위 선정 이후 매년 미국 내 상위 3대 소아암센터 중 하나로 인정받아 온 것이었으며, 9년 연속 다른 어떤 곳보다도 더 많이 1위를 획득한 기록이다.

다나파버 암연구소는 2019년 활기 넘치는 파란색과 금색으로 현대화한 새로운 시각적 정체성을 가진 로고를 새로 제작했다. 다나파버 로고는 현미경을 들여다보는 듯한 도상으로 만들어져 있어 '더 렌즈(The Lens)'라고 불리기도 한다. 즉 찰스 다나의 'D'와 시드니 파버의 'F'의 일부가 겹쳐 있는데, 이는 다나파버의 연구와 치료가 서로 협력해서 이루어진다는 것을 강조하는 의미이다.

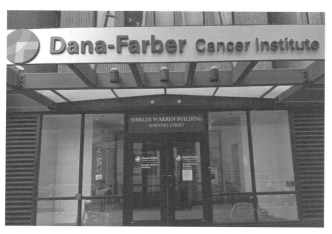

〈다나파버의 새로운 로고(필자가 근무했던 쉘드워렌 빌딩 입구)〉

다나파버의 전 소장이자 CEO인 로리 글림처 박사는 다음과 같이 말했다.

"우리의 새로운 모습(로고)은 다나파버의 차세대 발전을 준비하기 위한 광범위한 노력의 일환입니다. 새로운 로고는 생생하고 상쾌한 느낌이며, 전 세계 암환자를 위한 새로운 치료법의 유망한 미래를 예견하고 있습니다. 다나파버를 특징짓고 구별하며, 과학 및 임상치료에 대한 우리의 깊은 헌신 정신을 강조합니다."

로고는 그 과거, 현재, 미래를 통해 기관의 정체성과 기관이 추구하는 방향을 대표하는 상징이다. 이곳 다나파버의 새로운 로고가 70년이 넘는 과거의 유산을 기념하고, 현재의 모습을 상징하며, 미래의 발견과 희망의 장을 여는 표식이 되어주길 기대해본다.

다나파버와
지미 펀드

지미 펀드는 1948년 시드니 파버 박사의 12세 비호지킨 림프종 환자인 에이나 구스타프슨('지미')의 이야기가 수십만 명의 사람들에게 영감을 주면서 시작되었다. '지미'라고 불리는 구스타프슨은 1948년 5월 22일, 그의 병실에서 방송된 랄프 에드워즈(Ralph Edwards)의 전국 라디오 프로그램인 〈진실 또는 결과〉에 출연했다.

방송 도중 에드워즈는 구스타프슨이 가장 좋아하는 보스턴 브레이브스('레드삭스'의 이전 명칭) 야구 선수들이 병실을 방문해 그를 깜짝 놀라게 하면서 함께 이야기를 나눴다. 이 쇼는 마지막에 청취자들에게 기부금을 요청하는 것으로 끝났고, 이를 통해 지미는 자신이 좋아하는 브레이브스의 경기를 시청할 수 있는 TV 세트를 받을 수 있었다. 이 이벤트는 지미의 소원을 들어줬을 뿐만 아니라 20만 달러 이상이 모금되어 지미 펀드가 탄생했다. 그 이후로 지미 펀드·버라이어티 어린이 자선 극장 컬렉션은 영화 예고편 단편 영상들을 제작하여 수십 년 동안 영화

애호가들이 지미 펀드와 다나파버에 대해 알게 되고, 아낌없이 기부할 수 있도록 영감을 주었다.

지미 펀드는 지역사회 기반 기금 모금 행사와 기타 프로그램으로 구성되어 있으며, 어린이와 성인을 위한 박애적인 환자 치료와 획기적인 암 연구를 제공하는 다나파버 암연구소의 생명 구조 임무에 전적이고 직접적으로 도움을 준다. 보스턴과 전 세계 수백만 명의 사람들의 기부 덕분에 지미 펀드는 전 세계 환자와 가족의 수많은 생명을 구하고 암의 위협을 줄이는 데 도움이 되고 있다.

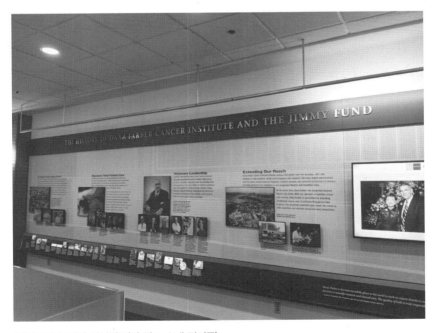

〈다나파버 로비에 설치된 지미 펀드 소개 전시물〉

지미 펀드에는 보스턴 레드삭스, 매사추세츠 경찰청장 협회, 범매사추세츠 챌린지, 뉴잉글랜드 버라이어티 아동 자선 단체 등이 참여하고 있으며, 보스턴 마라톤, 지미 펀드 골프, 지미 펀드 렛츠게임, 팜비치 아침식사 등 다양한 모금 행사를 진행하고 있다. 특히 메이저리그 야구팀인 보스턴 레드삭스의 참여가 매우 적극적인데, 필자는 연수 기간 중 레드삭스의 마지막 경기를 보기 위해 펜웨이 구장을 간 적이 있다. 비록 성적이 약간 못 미쳐 가을 시즌에 진입하지는 못했지만, 올 시즌 마지막인 템파베이와의 경기에서 3대 1로 승리하였다. 8회 인터벌

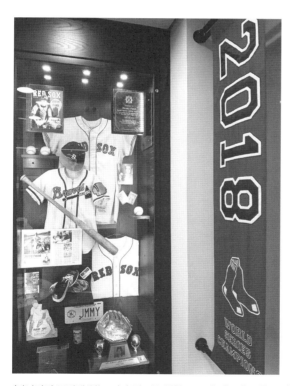

시간에 틀어주는 노래 〈스위트 캐롤라인〉을 전체 관중들이 따라 부르는 것을 보면서 마치 한국의 부산 롯데 경기장에서 롯데 팬들이 가수 조용필의 〈돌아와요 부산항에〉를 부르는 것과 비슷하다는 생각이 들었다.

펜웨이 구장은 좌측에 있는 그린 몬스터 펜스 때문

〈다나파버 로비에 있는 지미 펀드를 위한 보스턴 레드삭스 홍보물〉

에도 유명한데 높이가 11m로 기존의 펜스들보다 훨씬 높아서 이곳을 넘겨 홈런을 치기 어려운 반면, 우측 펜스는 1m로 상대적으로 낮아 홈런이 나올 가능성이 크게 만들었다. 아무튼 보스턴 레드삭스를 포함한 다양한 모금 활동을 통해 지미 펀드는 다나파버의 재정적 운영에 매우 중요할 역할을 담당하고 있다.

다나파버 암연구소의
통합의학센터

    다나파버는 암환자의 삶의 질을 향상시키기 위해 통합치료와 건강한 삶(Integrative Therapies and Healthy Living) 프로그램을 제공하는 '레오나드 P. 자킴(Leonard P. Zakim) 센터'를 2000년부터 운영하고 있다.

    이 센터는 다나파버에서 암치료를 받던 레오나드 자킴의 이름을 따서 설립되었다. 인권 운동가였던 자킴은 '다발성 골수종'이라는 암이 발병하여 5년간의 투병 끝에 1999년 46세의 나이로 사망하였다. 그는 다나파버에서 항암화학요법, 방사선치료 등 표준적인 암치료뿐만 아니라 보완대체의학적 치료를 결합한 통합암치료를 함께 받았는데, 침치료를 비롯한 통합의학적 치료가 효과가 있음을 알게 되었다. 이후 그는 암환자 본인의 치료에 적극적으로 개입해야 하고, 최선의 치료가 이루어지기 위해서는 통합암치료가 중요한 역할을 한다는 점을 역설하였다. 자킴의 호소는 사람들로 하여금 통합암치료에 대한 관심을 불러일으키는 데 기폭제가 되었으며, 그의 친구와 동료들은 다나파버 암연구소의 통합암치료 기금에 기부를 하기 시작했다.

자킴은 본인뿐만 아니라 모든 암환자들이 통합암치료를 통해 삶의 질이 나아질 수 있도록 해야 한다고 믿었고, 모든 암환자들이 통합암치료를 받을 수 있도록 많은 노력을 기울였다. 그는 다발성 골수종으로 쇠약해진 상태였음에도 불구하고, 1999년 후반 다나파버 암연구소의 모금행사에서 통합암치료에 대해 열정적으로 주장하였다. 몇 달 후 자킴은 사망하였으나, 1년 후 100만 달러가 모금되어 이를 기반으로 통합암치료를 위한 자킴 센터가 설립되었다.

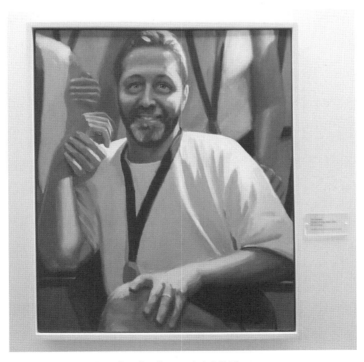

〈자킴 센터에 걸려 있는 있는 레오나드 P. 자킴 초상화〉

자킴 센터는 의사, 치료사, 간호사 및 기타 의료 전문가가 주도하여 환자들이 다양한 임상 서비스, 교육 및 그룹 프로그램에 적극적으로 참여할 수 있도록 지원한다. 자킴 센터는 침치료, 마사지, 명상 및 마음챙김, 표현예술치료, 통합의학 및 영양 상담, 운동 및 기타 운동 프로그램 등의 서비스를 제공하는데, 이러한 통합의학적 접근법은 암과 암치료로 인한 통증, 스트레스, 불안, 피로 및 메스꺼움 등 동반되는 증상들을 줄여주고, 전반적인 삶의 질을 높여준다. 많은 환자들이 자킴 센터의 통합의료 서비스를 적극적으로 이용한 이후, 덕분에 건강과 웰빙이 향상되었다고 밝히기도 했다.

자킴 센터는 환자들에게 보완대체의학 서비스를 제공할 뿐만 아니라 임상연구도 활발히 진행하여 통합암치료의 의학적 근거를 만들어 나가고 있다. 이곳에서는 기존의 근거를 토대로 환자들에게 검증된 통합암치료를 제공하고, 새로운 근거를 쌓아나가며, 또 이 근거를 토대로 환자들에게 더 나은 치료를 제공하는 선순환이 이루어지고 있다. 자킴 센터의 구성원들은 다양한 분야의 통합암치료를 연구하고 있는데, 현재 자킴의 센터장인 제니퍼 리기벨 박사는 주로 운동의 효과에 관해 연구하고 있고, 공동센터장인 팅 바오 박사는 침치료와 요가의 효과에 관해 연구 중이다.

자킴 센터에서 침치료를 제공하는 침술사 팀의 리더인 웨이동 루 (Weidong Lu) 박사는 침치료를 통해 암환자의 다양한 증상들을 관리하고, 암환자의 수술, 항암화학요법, 방사선치료 등 표준암치료의 사이사이에 적절히 침치료를 개입하는 '종양 침구학' 분야를 개척하였고, 현재도 꾸준한 연구 활동을 지속하고 있다.

이 외에도 태극권과 기공을 담당하는 라멜 론스(Ramel Rones), 명상을 통해 통합의료를 실현하는 패트리시아 마틴 아카리(Patricia Arcari), 암환자의 영양교육을 책임지는 크리스티나 콘테(Christina Conte), 운동치료 전문가인 낸시 캠벨(Nancy Campbell), 요가와 필라테스를 통해 환자의 신체기능 향상을 책임지는 줄리아나 버필드(Juliana G. Berfield), 표현예술치료 담당인 메간 칼튼(Megan Carleton), 통합암치료 연구를 활발히 진행하는 밍샤오 양(Mingxiao Yang) 등이 이곳 자킴 통합의학센터를 함께 이끌어나가고 있다.

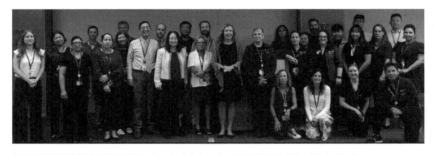

〈자킴 통합의학센터 월례 모임(가운데가 제니퍼 리기벨, 약간 왼쪽 팅 바오, 바로 뒤 필자)〉

하버드 통합암치료법

· 현대의학+보완대체의학을 결합한 치료 전략
· 암환자의 삶의 질 개선과 치료 효과 극대화
· 하버드 다나파버 암연구소의 자킴 센터에서 실행 중

하버드에서의 통합암치료법, 함께 알아볼까요?

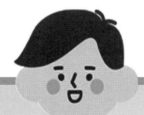

3장 |
자킴 센터의
통합암치료 프로그램

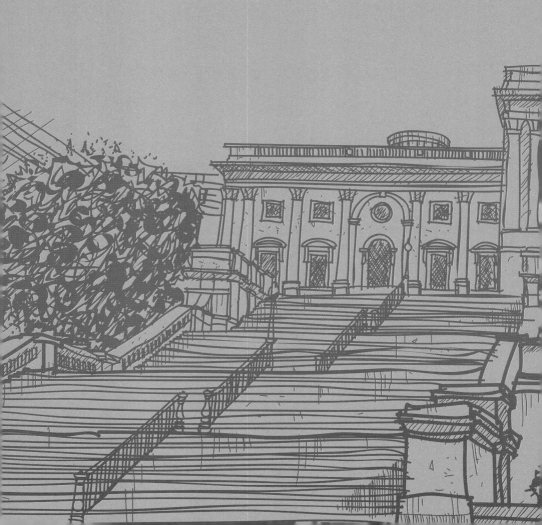

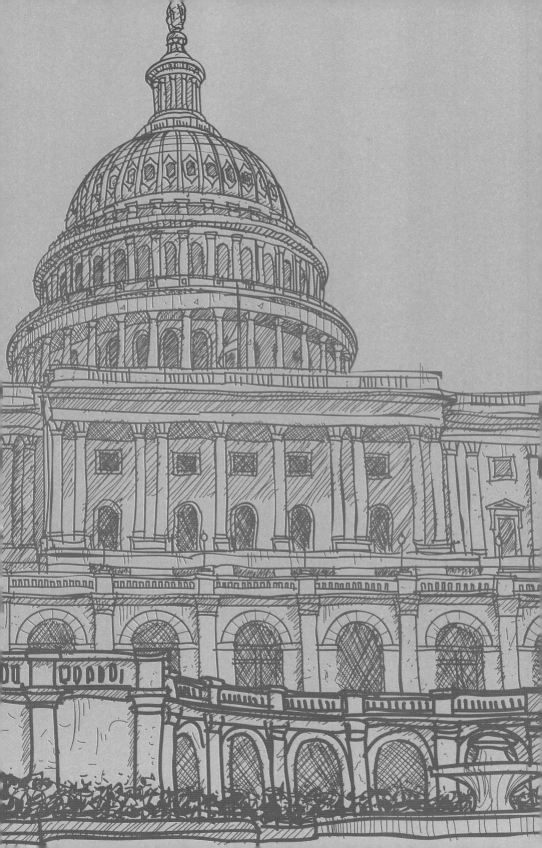

자킴 센터

    2000년에 설립된 자킴 센터는 환자들에게 다양한 지원 서비스를 제공하는 보스턴 최초의 통합암센터로, 통합의학 프로그램을 지속적으로 운영하고 있다가 다나파버 병원 건물을 새롭게 리뉴얼하면서 2017년 지금의 위치로 이전하였다. 여기에는 침치료와 마사지를 위한 개별치료실, 각종 서비스 제공을 위한 상담실, 요가 및 운동 수업을 위한 스튜디오 등이 갖추어져 있다.

    자킴 센터에서는 항암치료의 부작용을 줄여주고, 환자들의 삶의 질을 향상시키기 위해 표준치료뿐만 아니라 다양한 종류의 통합암치료 서비스를 제공하고 있으며, 환자는 개인의 상태에 따라 의료진과의 상담을 통해 이를 표준암치료와 병행할 수 있다. 이 장에서는 자킴 센터에서 제공하는 통합암치료 서비스를 좀 더 구체적으로 설명하고자 한다.

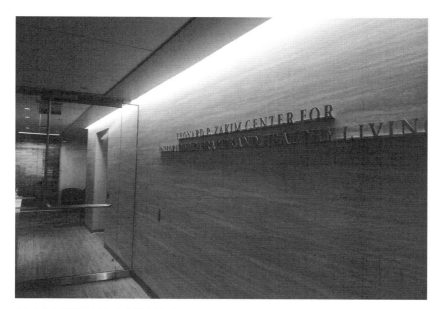

〈다나파버 암연구소의 자킴 센터 입구〉

건강한 삶 프로그램

암환자의 치료 과정과 회복에 규칙적인 운동, 건강한 식단, 체중 관리 등 건강한 생활 관리는 매우 중요한 요소이다. 우리는 '아플 때는 푹 쉬는 것이 좋다'라고 생각을 하는 경우가 많다. 하지만 자킴 센터의 센터장인 제니퍼 리기벨 박사에 따르면, 항암치료를 받으면서 '그냥 쉬는 것'은 최선의 방법이 아니며, 오히려 환자가 치료 기간 내내 적극적으로 활동적 상태를 유지하는 것이 매우 중요하다고 강조한다. 암환자들은 암 자체의 특성과 방사선치료, 수술 등으로 인해 근육의 손실과 위축이 발생할 수 있는데, 이는 환자들을 약해지게 만들며, 심한 경우에는 보행까지도 지장을 줄 수 있다. 이러한 경우, 균형 잡힌 영양 섭취와 적절한 수준의 운동은 큰 도움이 된다.

이 외에도 규칙적인 신체 활동은 암의 발병률뿐만 아니라 암치료 후 재발률을 낮출 수 있으며, 암환자의 생존율과 삶의 질을 향상시킬 수 있다. 또한 암수술 전후에 적절한 운동을 하고 영양 섭취를 관리하는 것은 수술 후 재활의 효과를 향상시킬 수 있으며, 수술 후 각종 합병증을 줄일 수 있다. 이렇듯 운동과 영양 관리는 암치료의 중요한 요소이며, 자킴 센터에서는 다양한 운동 프로그램, 영양 관리 프로그램 등 건강한 삶 프로그램을 제공하고 있다. 구체적인 내용은 다음과 같다.

운동 및 심신 단련 프로그램

미국 암학회(ACS)는 암환자가 현재 적극적인 항암치료를 받고 있는지의 여부와 관계없이 모든 암환자가 미국 외과의사 신체 활동 지침을 따를 것을 권장한다. 이 지침에 따르면, 성인 기준 매주 최소 150분 이상 적당한 강도의 유산소 운동을 해야 하며, 신체의 모든 주요 근육군에 대해 일주일에 2번 최소 20분 이상 근력 운동을 하는 것을 권장하고 있다.

암환자는 암 자체로 인해서, 혹은 수술, 방사선치료 등 암치료로 인해 근육량이 줄어들 수 있다. 이때 근력 운동이 도움이 될 수 있는데, 근력 운동은 아령이나 역기 등 무거운 물체, 즉 저항을 사용하여 근육을 수축시켜 근력과 근육량을 키우는 운동의 한 종류이다. 이러한 근력 운동은 암과 암치료로 인해 손실된 근육량을 증가시키고, 신진대사를 증가시키는 등 다양한 방면으로 암환자들의 건강을 향상시킬 수 있다. 또한 암환자의 근육량과 생존율 사이의 상관관계가 있다는 연구 결과도 있다.

자킴 센터의 운동 생리학자이면서 환자들에게 운동 수업 및 상담을 제공하는 운동 트레이너인 낸시 캠벨은 암환자들에게 근력 운동을 최

대한 빨리 시작할 것을 추천한다. 캠벨은 암환자들은 근육량을 쉽게 잃을 수 있고, 근육량을 다시 얻는 것은 매우 어렵기 때문에 가능한 한 일찍 근력 운동을 시작하여 근육량을 잃지 않기 위해 노력해야 한다고 설명한다.

자킴 센터에서는 근력 운동 외에도 기공, 태극권, 요가, 춤, 에어로빅 등 다양한 운동 및 심신 단련 프로그램을 제공한다. 자킴 센터에서 제공하는 이러한 프로그램들은 암환자들의 근육 피로를 완화하고, 스트레스를 줄여주어 기분을 잘 관리할 수 있게 해주며, 통증과 메스꺼움 등을 감소시켜줄 수 있다. 특히 요가는 암환자의 생존율을 향상시킬 수 있고, 체내 염증 수치를 개선하며, 교감신경과 부교감신경의 균형을 맞추고 면역력을 증진시킨다. 요가는 다양한 긍정적인 효과가 있어 암치료 자체에도 도움을 주고, 항암치료 후 재발 방지 및 삶의 질 향상에도 도움을 준다.

운동 프로그램을 시작하기 전, 담당 의사와 상담하는 것이 필요할 수 있다. 특히 암을 진단받기 전에 활동적이지 않았던 환자의 경우, 전문가와의 운동 상담을 통해 앞으로 어떻게 운동량을 늘려가는 것이 좋을지 논의하는 것이 도움이 된다. 자킴 센터는 운동 프로그램을 시작하거나 기존의 운동 루틴을 수정하려는 암환자 및 암 생존자를 위해 운동 전문가와의 개별 상담을 제공한다. 또한 다양한 체력 수준의 환자들을 위한 일일 운동 수업도 운영하고 있다.

영양 프로그램

암환자들에게 건강한 식사를 통한 균형 잡힌 영양 보충과 체중 관리는 매우 중요하다. 특히 암환자는 암의 종류나 사용하는 항암제의 종류에 따라 면역력이 취약해질 수 있는데, 면역 체계를 관리하는 것의 가장 기초적이고 가장 중요한 부분은 자연 그대로의 식자재를 기반으로 한 건강한 식단이다. 또한 근육량을 유지하기 위해서는 근력 운동을 하는 것도 중요하지만, 근육의 주요 구성 요소인 단백질을 잘 섭취하는 것이 매우 중요하다. 매주 근력 운동을 꾸준히 하고, 충분한 양의 단백질을 섭취하는 것은 근육량을 유지하고 근육 성장을 촉진하는 데 도움이 된다. 어류, 가금류, 물고기, 콩, 견과류 등 건강한 단백질 식품을 섭취하는 것이 이상적이다.

단백질 식품 외에도 채소, 과일, 통곡물 등 최소한으로 가공된 천연 식품으로 구성된 균형 잡힌 식단을 유지하는 것이 중요하다. 하지만 암환자들은 약물치료나 방사선치료 등으로 인해 식욕이 감소하거나 메스꺼움이 발생할 수 있어 이상적인 식사가 어려울 수 있다. 자킴 센터에서는 환자와 가족, 간병인 등에게 영양사 상담 및 영양 프로그램을 제공하여 쉽고 맛있는 식사를 준비할 수 있도록 해준다. 특히 매주 운영되는 줌 프로그램을 통해 건강 유지에 도움을 줄 수 있는 다양한 교육을 제공하고, 또 실제 식단에 활용할 수 있는 요리법을 소개한다.

침치료

침치료(Acupuncture)는 바늘처럼 생긴 가늘고 긴 금속 의료기구인 '침'을 활용하는 치료법으로, '혈(穴)'이라고 부르는 특정한 신체 부위에 침을 삽입하는 방식으로 치료를 진행한다. 침치료는 세계에서 가장 오래된 치료법 중 하나이며, 한의학에서 가장 중요한 치료법 중 하나이다. 수천 년 전 동양에서 유래한 침치료는 현재 동아시아 국가뿐만 아니라 미국, 캐나다, 유럽 등 다양한 국가에서 이루어지고 있으며, 전 세계적으로 보완대체의학에 대한 관심이 증가하면서 침치료의 관심과 수요도 함께 증가하였다.

다양한 질환에 폭넓게 활용할 수 있는 침치료는 현재 암환자 및 암 생존자들에게도 활발하게 적용되고 있다. 특히 미국의 국가 종합 암 네트워크(NCCN)에서는 암환자의 암성통증 관리에 침치료를 시행할 것을 추천하고 있다. 침치료는 최근에 암을 진단받아 항암치료를 시작하는 경우, 이미 항암화학요법이나 방사선치료 등 표준암치료를 받았으나 부작용이 있는 경우, 항암치료가 종결되었으나 전반적인 건강과 삶의 질을 향상시키고자 하는 경우 등 모든 단계의 암환자 및 암 생존자들에게 적용될 수 있다.

다나파버의 자킴 센터에서도 암환자 및 암 생존자들을 위한 침치료를 제공하고 있으며, 이는 자킴 센터의 가장 주요한 임상 서비스이자 임상연구 주제이다. 자킴 센터에서는 중국에서 중의대를 졸업하고 미국에서 침술사 면허를 취득한 전문 침술사들에 의해 침치료가 시행되고 있으며, 전통 한의학적 이론보다는 현대 임상연구에 근거한 침치료를 제공하고 있다. 자킴 센터에서 제공되는 침치료의 개념을 3가지로 정리하면 다음과 같다.

지지적 관리

자킴 센터의 종양 전문 침술사들은 침치료만으로 암을 치료하는 것이 아니라 수술, 항암화학요법, 방사선치료 등 표준적인 암치료 기간 중 침치료를 적절히 활용하여 한의학과 현대의학 각각의 장점을 살린 통합치료를 제공하고 있다.

표준화된 침치료

자킴의 침술사들은 현대의학적 진단에 근거하여 환자의 정확한 상태를 판별하고, 환자가 겪고 있는 증상에 맞는 침치료를 제공한다. 특히 침술사들이 각자 다른 방식으로 침치료를 제공하는 것이 아니라, 동일한 증상에 동일한 프로토콜의 치료법을 활용함으로써 침술사 개개인의 주관을 배제한 표준화된 침치료를 제공한다.

부작용 관리

현대의학의 항암치료 부작용은 매우 다양하며 길게는 수십 년까지 지속될 수 있다. 따라서 자킴 센터에서는 암환자들에게 지속적으로 침치료를 제공함으로써 부작용을 완화시켜 안전하게 항암치료를 마칠 수 있도록 할 뿐만 아니라, 항암치료가 완료된 후에도 남아 있는 부작용에 대한 관리를 통해 암 생존자들의 회복을 돕고 있다.

자킴 센터에서는 이렇게 3가지 큰 틀 안에서 통합치료를 진행하고 있으며, 자킴 센터에서 설명하고 있는 침치료의 효과 중 근거가 충분히 갖추어진 대표적인 효능은 다음과 같다.

- 암수술 후 오심·구토 감소
- 암수술 후 마약성 진통제의 사용 용량 감소
- 마약성 약물의 부작용인 변비 및 가려움증 완화
- 항암화학요법 부작용으로 인한 신경병증성 통증 및 감각 저하 치료
- 유방암환자의 약물 부작용으로 인한 관절통 완화
- 수술 및 방사선치료로 인한 만성 통증 완화

표현예술치료

자킴 센터에서 제공하는 표현예술치료(Expressive Arts Therapy)는 크게 '음악치료'와 '미술치료'로 나눌 수 있다. 즉, 시각적 또는 청각적으로 암환자에게 예술 작품을 경험하게 하여 환자들에게 심리적 편안함을 제공하고, 통증 관리와 불면증 개선에 도움을 주게 된다.

음악을 감상하는 것은 뇌의 특정 부분에서만 이루어지는 것이 아니라, 뇌의 영역 중 기분을 담당하는 영역, 기억을 담당하는 영역 등등 뇌 전체에 영향을 미친다. 이를 통해 음악은 기분에 긍정적인 변화를 가져오고 불안을 줄이는 등의 이점을 제공하며, 이는 암환자에게 훌륭한 치료 도구가 될 수 있다.

자킴 센터의 음악치료 세션에는 음악 감상 외에도 음악 관련 토론 또는 음악 제작 등 다양한 방법으로 음악치료를 제공한다. 자킴 센터의 전문 음악치료사는 암환자들에게 음악 감상, 작곡, 악기 연주를 통한 음악 만들기, 기타 창의적인 경험을 제공하며, 암환자 개개인의 치료 목표를 지원하기 위해 환자가 일상생활 속에서 본인이 원할 때 음악과 창의력을 활용할 수 있는 다양한 방법을 공유한다.

자킴 센터의 표현예술치료 프로그램 중 미술치료 역시 단순히 미술작품을 감상하는 것뿐만 아니라 환자 본인이 창의성을 발휘하여 자신만의 미술작품을 만드는 과정도 포함되어 있다. 암환자들은 종종 암과 암의 치료에 대해서만 몰두하여 인생의 즐거움이나 창의성을 잃어버리게 된다. 자킴의 표현예술치료 프로그램은 전문 미술치료사가 환자와 협력하여 환자에게 그날그날의 요구 사항을 충족하는 프로그램을 제공하고, 개개인의 창의적 예술 활동을 통해 암환자들이 항암치료 때문에 잃게 되는 긍정적인 자아를 되찾게 해주고, 이를 통해 통증이나 스트레스를 줄이는 등 치료 상태나 질병 진행과 상관없이 삶의 질을 향상시키며, 항암생활에 대한 기분 전환을 할 수 있게 해준다.

명상과 마음챙김

    암은 환자와 가족들에게 심리적으로 큰 충격을 가져다 주는 질환이다. 암환자는 다양한 요인들에 의해 스트레스에 노출되기 쉬우며, 이는 신체를 긴장하게 만든다. 이때 암환자들은 명상과 마음챙김 등을 활용하여 신체의 이완 상태를 유도해 스트레스를 관리할 수 있으며, 암과 본인의 건강 상태에 대한 비합리적이고 왜곡된 생각을 버리고 보다 긍정적이고 현실을 반영하는 사고를 할 수 있다.

    자킴 센터에서는 '마음챙김'이란 '주의를 기울여서 현재 자신이 무엇을 하고 있는지 완전히 인식하는 것'이라고 설명한다. 마음챙김은 특별한 것이 아니라 일상생활에서 누구나 실행에 옮길 수 있는 것이다. 마음챙김의 2가지 핵심 요소는 '인식'과 '감사'이다. 일상생활을 하다가 잠시 하던 것을 멈추고 자신의 주변 환경, 호흡, 신체에서 느껴지는 감각, 생각, 감정 등 현재 순간에 대해 완전히 인식하고, 암과 항암치료로 인해 걱정하고 방황하는 자신을 인식하고, 자신의 친구, 가족 등 사랑하는 사람들과 함께하는 기본적인 것들에 대한 감사의 마음을 키우는 것 등이 마음챙김이다. 환자들은 자킴 센터의 마음챙김 세션을 통해 식사, 걷기, 자연 속에 있는 것과 같은 일상적인 경험에 주의를 기울이고 순간순간 마음챙김을 실천하는 법을 배움으로써 소소한 행복과 만족감을 경험할 수 있다. 이를 통해 암환자들의 심리적 웰빙을 추구하고 스트레스 수준을 낮출 수 있다.

명상은 고대 동양에서 행해진 종교의 수행 방법이었으나, 현재는 전 세계인들의 생활 깊숙이 자리 잡은 심신 수련법이다. 명상은 평온함과 이완감을 조성하여 암환자의 전반적인 건강과 삶의 질을 향상시키는 데 도움을 준다. 또한 연구 결과에 따르면, 마음챙김과 명상은 스트레스, 통증을 줄이고 집중력을 향상시키는 등의 이점이 있다.

자킴 센터에서는 호흡, 시각, 청각 등을 활용하여 정신을 훈련시킴으로써 심신을 치료하는 것을 목표로 명상을 활용하고 있다. 자킴 센터에서는 일주일에 3번 마음챙김 명상 세션을 제공하여 암환자들이 부정적인 생각을 줄이고 긍정적인 마음 상태를 가질 수 있게끔 도움을 주고 있다.

마사지

　마사지는 주로 손을 사용하여 신체에 직접 압력을 가하고 근육과 연조직을 수동으로 조작하는 치료법으로, 혈액이나 림프의 순환을 촉진하고 신진대사를 왕성하게 하는 등의 효과가 있다. 자킴 센터에서는 별도의 교육을 받은 종양 전문 마사지 치료사를 통해 암환자에게 안전하고 도움이 되는 마사지 서비스를 제공한다. 자킴 센터에서 수행한 연구 및 임상 경험에 따르면, 마사지가 암환자의 통증, 불안 및 우울증, 피로, 불면증 및 메스꺼움 등에 도움이 될 수 있다고 설명한다. 또한 소아 암환자가 수액 주사 치료를 받는 동안 소아 환자들의 삶의 질을 높이기 위해 발 마사지를 제공하기도 한다.

자킴 센터에서 이루어지고 있는
통합의학 프로그램 수업

현재 자킴 센터에서는 운동, 영양, 명상, 기공, 창작예술 등 암환자를 위한 다양한 통합의학 프로그램을 운영하고 있다. 처음에는 대면으로 수업이 이루어졌지만, 코로나 시기를 겪으면서 대부분의 수업이 온라인화되어 멀리서도 참여할 수 있는 시스템이 갖춰져 있다.

심신 독서 토론

자킴 센터에서는 매달 참가자들이 사전에 선정된 책을 읽고 함께 모여 이야기를 나누는 심신 독서 토론회를 개최한다. 토론은 줌(Zoom)에서 '회의 스타일'로 진행되며, 참가자들은 대화와 커뮤니티를 조성하기 위해 회의 시간 동안 카메라를 계속 켜둔다. 책은 무료로 제공되며 참가자들에게 미리 우편으로 발송된다(다나파버 환자와 간병인 대상). 45분간 진행되는 이 수업에서는 수용, 인내, 연민으로 자기 생각에 대한 인식을 높이기 위해 현재에 집중하는 데 도움이 되는 기술을 배운다. 연구에 따르면, 마음챙김 명상은 수면, 기억력, 인지 기능을 향상시키고, 웰빙 감각을 높이며, 면역 기능을 향상시킬 수 있다.

심신 회복력 프로그램

심신 회복력 I

심신 회복력 I은 8주간의 프로그램으로, 다나파버 환자와 간병인에게 스트레스를 관리하고 회복력을 키우는 방법을 가르친다.

심신 회복력 II

이 8주간의 온라인 프로그램은 심신 회복력 I에서 개발된 기술을 바탕으로 지원 그룹 환경에서 명상에 대한 이해와 실천을 심화시키는 데 중점을 둔다.

스트레스 감소를 위한 그림 따라 그리기

30분간 진행되는 이 수업에서는 마음을 집중시키고 웰빙 감각을 높이는 데 도움이 되는 선 긋기 기술을 배우게 된다. 연구에 따르면, 창의적인 활동을 하면 전문가든 초보자든 스트레스를 줄이고 휴식을 취할 수 있다고 한다. 종이와 펜만 지참하면 누구든 자신의 창의적인 흐름을 찾을 수 있다.

근력 훈련

이 수업은 전신을 강화하는 데 중점을 둔다. 짧은 유산소 워밍업을 한 후 서 있거나 바닥에 누워 35분간 근력 운동을 한 다음, 10분간 전신 스트레칭을 한다. 스스로의 내면에 존재하는 강한 자아(암 생존자)를 찾을 수 있는 재미있고 지지를 받을 수 있는 훈련이다.

의자 요가

45분간 진행되는 의자 요가 수업은 부드럽고 지지력 있는 방식으로 움직임을 찾을 수 있도록 해준다. 이 요가 수업은 신체에 대한 자각을 불러일으키고 척추의 근육을 활성화하여 원래의 척추 길이를 회복하는 데 도움을 주며, 자세와 에너지 흐름을 개선한다. 요가를 처음 접하거나 바닥으로 내려가는 데 어려움을 겪거나, 근육이나 관절에 통증이 있거나, 에너지 손실 또는 말초 신경병증으로 인한 균형 문제를 경험하는 환자는 이 수업을 들을 수 있다.

복근 강화

이 30분 수업에서는 코어의 근력과 스트레칭 동작을 통합하여 복근의 안정성과 신체 건강을 개선할 수 있다. 요가, 바(Barre, 발레 무용수들이 힘과 유연성을 기르기 위해 개발한 운동법), 필라테스, 근력 관리법 등을 포함해 근력과 지구력을 강화하는 조절된 호흡 및 자세 교정이 포함된 세션이 진행된다.

유산소·심근 강화 운동

30분간 진행되는 이 유산소·심근 강화 운동 수업은 심박수를 높이고 유쾌하게 심근을 강화하는 데 도움이 된다. 이는 심혈관 지구력을 촉진하고 인지 능력, 자세, 균형, 전반적인 정신 건강 및 기분을 개선시킨다.

요가

요가 수업은 요가를 연습하고 운동 범위 제한이 적은 참가자를 위해 고안되었다. 이 수업은 부드럽고 연속적인 자세 내에서 근력, 유연성 및 균형을 기르기 위해 적당히 속도를 내도록 한다.

기공 및 명상

기공 수업은 누워 있기, 앉아 있기, 가만히 서 있기, 천천히 움직이기 (태극권), 빠르게 움직이기(쿵후) 등 다양한 자세를 사용하여 심신 기술을 연마하는 수업이다. 마음챙김 인식과 유동적인 움직임을 통해 심신을 단련시킨다. 이러한 기술은 긴장을 풀고 집중력을 높이는 동시에 정신과 신체를 함께 참여시켜 삶의 질을 향상시키는 데 도움을 줄 수 있다.

태극권 및 명상

이 수업은 건강과 웰빙을 유지하기 위한 부드러운 움직임과 운동에 중점을 둔다. 앉아 있거나 서 있는 기술을 배우고 연습하는 것은 물론, 심호흡과 자세에 집중하면서 천천히 움직이는 명상을 통해 마음을 편안하게 하고 몸을 강화하는 데 도움이 된다.

플로우: 림프부종 개선을 위한 그룹 교육 및 실습

플로우는 림프부종, 림프부종 위험(림프절 제거 및 방사선치료로 인한)을 관리하거나, 일반적으로 자가 마사지 기술과 요가를 활용하여 림프순환을 개선하도록 설계된 교육과 대화형으로 이루어진 자유스러운 수업이다. 이 수업은 림프부종, 림프부종 위험 또는 림프부종 병력이 있는 모든 다나파버 환자에게 적합하다. 수업에는 일반 림프 마사지 및 배액에 대한 교육, 30분 요가 실습, 질의응답 시간이 포함된다.

영양사와의 대화

이 월간 대화식 워크숍은 암과 영양에 대한 지침을 제시한다. 각 프로그램은 암 생존에 필수적인 다양한 주제를 제공하며, 자신의 필요에 따라 새로운 습관을 만들 수 있는 매력적인 기회를 제공한다. 이 세션은 음식 레시피 시연보다는 집단에서 도출한 아이디어와 영감을 통해 자신의 필요를 충족할 수 있는 맞춤형 계획을 수립할 수 있는 기회를 만들어준다.

자킴과 함께하는 요리 수업

식물 기반 요리와 관련한 영감을 얻는 집단 수업에 참여해보자! 이 프로그램은 다양한 요리법을 활용하여 재미있고 매력적으로 요리할 수 있도록 한다. 월별 요리법과 재료 목록은 일주일 전에 이메일로 전달된다.

댄스 & 움직임

이 수업은 움직임이 있는 음악, 이미지, 스토리를 탐구하여 춤을 중심으로 커뮤니티를 만드는 것을 목표로 한다. 앉기, 서기, 바닥 건너기, 즉흥적인 운동의 조합을 통해 참가자들은 힘과 예술성을 쌓을 수 있는 권한을 갖게 된다. 이 수업은 모든 수준의 포용성에 중점을 둔 부드러운 춤 동작 수업으로, 따라하기 쉬운 수준의 운동이나 댄스 유산소 운동으로 만들어졌다. 또한 창의적이고 사교적인 수업으로 움직임에서 즐거움을 발견(또는 재발견)할 수 있도록 한다.

창의 예술

종이접기

종잇조각을 다양한 모양과 디자인으로 굴리고, 고리로 감고, 둘둘 말고, 비트는 기술을 배운다. 모양이 메모 카드에 부착되어 친구들과 함께 표시하거나 공유할 수 있는 개인 맞춤형 수제 카드가 탄생한다. 또한 개인화된 팁과 기술을 사용하여 종이접기를 즐겁고 개별화된 요구에 쉽게 접근할 수 있도록 하는 동시에 어렸을 적의 기억을 떠올리게 한다.

창의 예술 아트 워크숍

보스턴 현대미술관의 예술적 치유 프로그램을 통한 에나멜 페인팅 프로그램이다. 이 예술 수업을 통해 기능성과 미적 아름다움을 결합한 시대를 초월한 예술 형식인, 손으로 그린 도자기 꽃병의 매혹적인 세계를 탐험하게 된다. 미술관의 정교한 컬렉션에서 영감을 받아 다양한 시대와 문명에서 온 이 놀라운 도자기의 복잡한 디자인, 문화적 의미, 역사적 맥락을 살펴보고 토의한다. 이 심도 있는 작업은 독특하게 손으로 그리는 도자기 꽃병 만들기에 착수하면서 영감의 원천을 일깨워준다. 이 수업은 창의력을 표현하고, 전통적인 그림 기법을 배우고, 개인의 스타일과 예술적 비전을 보여주는 놀라운 기능적 예술 작품을 만들 수 있는 멋진 기회를 제공한다.

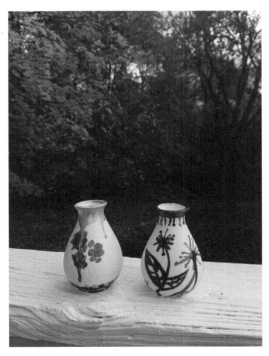

〈필자가 직접 표현예술치료 수업에 참가해 색칠하여 만든 작은 도자기 꽃병〉

자킴 센터 통합암치료 프로그램(2024년 12월 기준)

림프순환 10단계 준비 과정
(Lymphatic 10-Step Opening)(10분)

육체와 정신의 균형을 개선하는 기공, 태극권, 명상
(Qigong, Tai Chi, & Meditation to Improve Physical and Mental Balance)(45분)

근력 훈련
(Strength Training)(45분)

폐 용량을 늘리는 기공, 태극권, 명상
(Qigong, Tai Chi, & Meditation to Increase Lung Capacity)(45분)

복근 강화(Core Strength)(30분)

의자 요가(Chair Yoga Flow)(45분)

초보자를 위한 에어로빅/심근강화 운동
(Beginners Aerobics/Cardio Workout)(30분)

휴가 후 회복을 위한 기공, 태극권, 명상
(Qigong, Tai Chi, & Meditation for Post Holiday Recovery)(45분)

창작예술치료

 운동요법

 명상요법

 영양요법

하버드 다나파버 자킴 센터
핵심 원칙

· 근거 기반 치료 (과학적 연구를 통한 검증)

· 환자 중심 접근 (삶의 질 & 치료 효과 개선)

· 다학제 팀 협력 (의사, 한의사, 영양사, 운동치료사 협업)

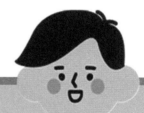

4장 |
하버드 다나파버 암연구소의
통합암치료 연구

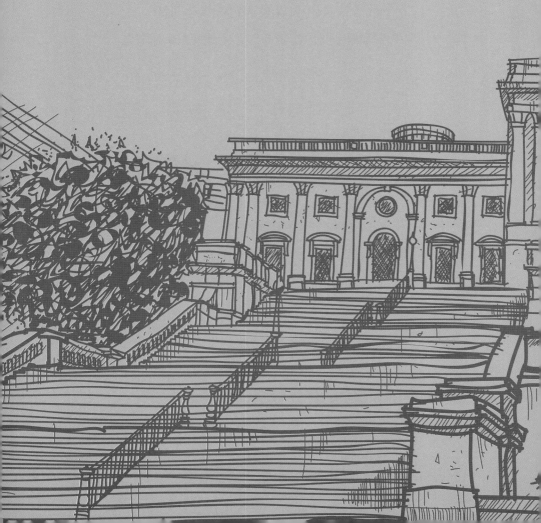

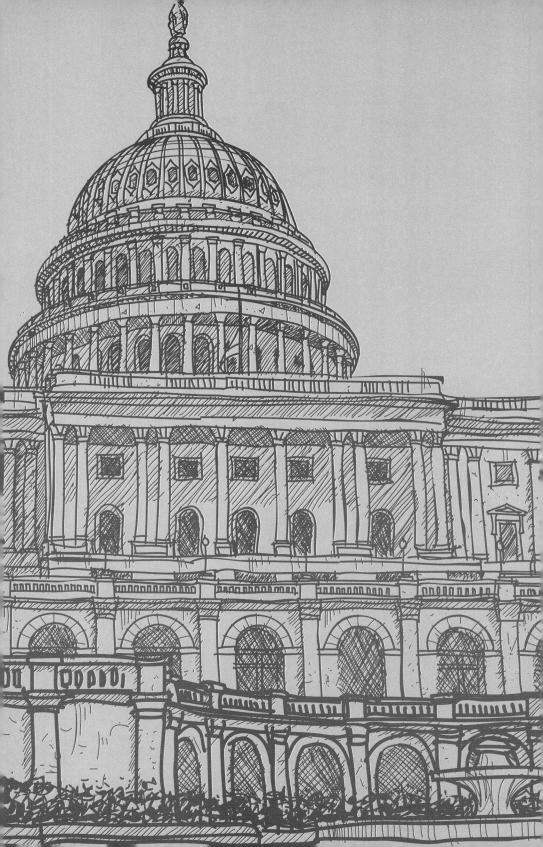

다나파버 암연구소의 통합암치료

다나파버 암연구소에서는 통합의학적 치료를 전문적으로 제공하는 센터인 자킴 센터를 통해 암환자 및 암 생존자들에게 침치료, 마사지, 운동 수업, 영양 상담 등 다양한 통합의학적 치료를 제공 중이다. 이러한 통합의학 서비스를 통해 암과 암치료로 인한 통증, 스트레스, 불안 등 다양한 증상들을 케어하고 있으며, 이와 관련된 임상연구도 활발하게 진행되고 있다. 자킴 센터에서 제공되는 치료의 종류에 따른 연구 결과를 살펴보면 다음과 같다.

침

　침치료는 한의학의 주요 치료 수단 중 하나로, 침을 피부에 삽입함으로써 근육, 신경 등 다양한 신체 조직에 자극을 주는 치료 방법이다. 침치료는 한의 의료기관에서 대부분의 질병 치료 및 증상 개선에 폭넓게 활용되고 있는데, 특히 두통, 요통, 관절통 등 다양한 종류의 통증에 활발하게 사용되고 있다.

　침치료는 전문가를 통해 적절히 치료받을 경우 부작용이 굉장히 적은 치료법이다. 때문에 암환자들에게도 안전하게 시술할 수 있으며, 다양한 암 관련 증상을 관리할 수 있는 효과적인 치료법이다. 현재에도 국내외 많은 의료기관에서 암환자들에게 침치료를 제공하고 있으며, 임상연구도 활발하게 이루어지고 있다. 자킴 센터에서도 암환자 및 암 생존자들에게 침치료를 제공하고 있으며, 자킴 센터 환자들에게 가장 인기 있는 의료 서비스 중 하나이다.

　자킴 센터의 팅 바오 박사는 주로 암환자에 있어 침치료 및 요가치료의 효과에 대해 연구해왔다. 바오 박사가 참여한 한 연구에 따르면, 만성적인 근골격계 통증이 있는 암 생존자 390명을 대상으로 3개의 그룹으로 무작위 배정하여 175명에게는 전기침치료를, 143명에게는 이침치료를, 72명에게는 표준의학적인 통증치료를 시행한 결과, 전기침치료와 이침치료 모두 표준의학적 치료보다 통증을 많이 감소시켰다[*]. 여기서 시행된 표준의학적 치료는 진통제, 물리치료, 글루코 코르티코이드 주사 등 담당 의료진이 처방하는 치료였으며, 암환자 및 암 생존자의 통증 관리에서 침치료가 더 효과적일 수 있음을 알 수 있다.

자킴 센터에는 여러 종양 전문 침술사들이 근무 중이며, 웨이동 루 박사도 그들 중 한 명이다. 그는 현재 자킴 센터의 종양 침술사 팀장이며 동시에 하버드 의과대학의 의학 강사이다. 그는 2000년부터 자킴 센터에서 암환자들에게 침치료를 제공하고 있으며, 침치료를 통해 암환자들이 호소하는 다양한 증상들을 관리하는 것에 관한 여러 연구들을 진행하였다.

그의 연구에 따르면, 항암화학요법을 받고 있는 난소암환자 21명을 대상으로 무작위 대조군 연구를 시행한 결과, 침치료는 난소암환자들의 삶의 질을 개선시켰다[**]. 침치료는 일주일에 2회 또는 3회씩 총 10

[*] Mao JJ, Liou KT, Baser RE, et al. Effectiveness of Electroacupuncture or Auricular Acupuncture vs Usual Care for Chronic Musculoskeletal Pain Among Cancer Survivors: The PEACE Randomized Clinical Trial. JAMA Oncol. 2021;7(5):720–727. doi:10.1001/jamaoncol.2021.0310

[**] Lu W, Matulonis UA, Dunn JE, et al. The Feasibility and Effects of Acupuncture on Quality of Life Scores During Chemotherapy in Ovarian Cancer: Results from a Pilot, Randomized Sham-Controlled Trial. Med Acupunct. 2012;24(4):233–240. doi:10.1089/acu.2012.0904

회 진행하였고, 삶의 질은 설문지를 통해 평가하였다. 설문지의 여러 항목 중 특히 통증, 수면 장애, 변비 항목의 점수에서 임상적으로 유의미한 차이가 있었다. 루 박사가 참여한 또 다른 연구에서는 진행성 암환자들을 대상으로 8주에 걸쳐 12회의 침치료를 시행한 후, 9주 차와 12주 차에 추적 관찰하여 '침치료가 진행성 암환자의 삶의 질에 미치는 영향'을 조사하였는데, 그 결과 삶의 질 점수가 평가된 환자 32명 모두 침치료 후 불안, 피로, 통증 및 우울증이 개선되었고, 통증, 신체적·정신적 고통, 삶의 만족도, 기분 상태는 침치료 기간 동안 점수가 향상되었으며, 12주째에도 지속적인 효과를 보였다[*].

이렇듯 침치료는 암환자 및 암 생존자들의 다양한 증상들을 관리할 수 있는 효과적인 치료 수단이다. 무엇보다 침치료는 전문가에게 시술받았을 때 약간의 출혈, 멍 등을 제외하면 부작용이 거의 없는 안전한 치료이다. 자킴 센터에서는 미국의 침술사 면허를 취득하고, 종양에 대해 전문 지식을 갖춘 종양 전문 침술사들이 있어 근거중심의 안전하고 효과적인 침치료를 받을 수 있다.

[*] Dean-Clower E, Doherty-Gilman AM, Keshaviah A, et al. Acupuncture as palliative therapy for physical symptoms and quality of life for advanced cancer patients. Integr Cancer Ther. 2010;9(2):158-167. doi:10.1177/1534735409360666

기공 및 태극권

기공이란, 체내의 '기(氣)'가 정상적으로 흐르도록 함으로써 몸과 마음의 건강을 도모하는 동양의 전통적인 심신 수련이다. 동양에서는 예로부터 몸 안에 '기'라는 생체 에너지의 흐름이 있고, 기가 원활하게 흐르지 못하면 병이 생긴다고 인식하였다. 이러한 이론을 토대로 기가 원활하게 흐르게끔 몸의 조화로운 움직임, 호흡 훈련, 명상 등을 활용하여 기공 수련을 진행하게 된다.

태극권이란, 중국의 전통 무술이자 내면 수련의 한 방법으로, 주로 천천히 부드럽게 흐르는 동작들로 구성되어 있다. 이를 통해 신체의 유연성, 균형, 조화, 그리고 내적 에너지를 키우는 데 중점을 둔다. 태극권은 힘을 사용하기보다는 부드럽고 연속적인 동작을 통해 몸의 균형과 흐름을 중시하는데, 이를 바탕으로 한 다양한 동작을 통해 유연성과 균형을 개선하고, 관절의 움직임을 부드럽게 유지할 수 있게 한다. 또 태극권은 호흡과 명상을 중요시하는데, 호흡과 명상을 통해 심신의 조화를 이룸으로써 스트레스를 해소하는 데 도움을 줄 수 있다.

현재 전 세계적으로 기공과 태극권에 관한 관심이 높아지면서 아시아 국가뿐만 아니라 서양 국가에서도 건강 증진을 위해 많은 사람들이 기공과 태극권을 수행하고 있으며, 특히 통합암치료에 대한 관심과 수요가 증가함에 따라 다나파버 암연구소를 비롯한 몇몇 암병원에서도 환자들을 대상으로 기공 및 태극권 치료를 제공하고 있다.

현재 자킴 센터의 소장인 제니퍼 리기벨 박사는 하버드 의과대학의 교수이고, 다나파버 암연구소의 유방암센터 수석 의사이기도 하다. 리기벨 박사는 자킴 센터의 센터장으로서 운동 프로그램, 영양 관리 및 요리 프로그램, 체중 관리 프로그램 등 암환자와 암 생존자들의 건강한 생활을 위한 다양한 프로그램을 구축하였다. 또한 리기벨 박사는 기공 요법을 포함한 다양한 신체 활동, 체중 등 에너지 균형 요인이 암에 미치는 영향에 관해 연구하고 있으며, 암환자 및 암 생존자들을 대상으로 한 운동과 체중 감량의 효과에 대한 임상연구를 다수 진행하였다.

리기벨 박사가 참여한 한 연구에서는 기공 및 태극권이 암 생존자의 주요 임상 증상에 미치는 영향에 대해 체계적 문헌 고찰 및 메타분석을 진행하였는데, 그 결과 기공 및 태극권은 피로, 수면 장애, 기분, 삶의 질을 유의하게 개선시켰다[*].

이렇듯 기공은 다양한 암 관련 증상들을 관리할 수 있게 해주고, 무

---

[*] Wayne PM, Lee MS, Novakowski J, et al. Tai Chi and Qigong for cancer-related symptoms and quality of life: a systematic review and meta-analysis. J Cancer Surviv. 2018;12(2):256-267. doi:10.1007/s11764-017-0665-5

엇보다 심각한 부작용이 없다는 커다란 장점이 있다. 다나파버 자킴 센터에서는 매주 기공 및 태극권 프로그램을 진행하고 있다. 자킴 센터의 기공 및 태극권 프로그램은 모든 성인 암환자와 가족들이 이용할 수 있으며, 이 프로그램을 통해 근육이 이완되고, 스트레스를 줄이고, 기분이 개선되는 효과를 얻을 수 있다. 기공 및 태극권은 암환자의 다양한 증상들을 관리할 수 있게 해주며, 암환자의 면역 기능에도 긍정적인 영향을 준다*. 무엇보다 기공은 부작용이 거의 없는 안전한 치료 방법이므로, 현재 항암치료 중이거나 치료가 끝난 생존자라면 부담 없이 시도해보는 것도 좋다.

* Klein PJ, Schneider R, Rhoads CJ. Qigong in cancer care: a systematic review and construct analysis of effective Qigong therapy. Support Care Cancer. 2016;24(7):3209-3222. doi:10.1007/s00520-016-3201-7

요가

요가는 고대 인도의 철학을 바탕으로 한 신체적·정신적 훈련 방법으로, 몸과 마음, 그리고 영혼의 통합을 목표로 한다. 요가는 다양한 자세와 호흡법, 명상을 포함하며, 현재는 전 세계적으로 건강과 웰빙을 위한 운동으로 널리 수용되고 있다. 요가는 명상, 호흡, 스트레칭 등이 결합된 심신 수련이므로 근력과 균형 향상에 도움을 줄 수 있다. 또 요가는 암환자에게도 도움을 줄 수 있으며, 암환자의 삶의 질, 암 관련 증상, 심리적 상태, 스트레스 호르몬 조절, 면역 기능, 염증 지표 등 중요한 바이오마커(biomarker)의 여러 측면을 개선하는 경제적이고 안전한 방법이다[*]. 요가가 암환자들에게 주는 긍정적인 효과는 크게 신체적 이점과 정서적 이점으로 나눌 수 있다. 요가는 부드러운 움직임을 통해 신

---

[*] Danhauer SC, Addington EL, Cohen L, et al. Yoga for symptom management in oncology: A review of the evidence base and future. Cancer. 2019 Jun 15;125(12):1979–1989. doi: 10.1002/cncr.31979.

체를 이완시키고 혈액 순환을 개선하므로 유연성 및 근력을 향상시키고, 통증을 감소시키며, 수면의 질을 개선하고 피로를 줄여주는 등 다양한 신체적 이점이 있다. 또한 요가는 신체 이완 동작과 함께 호흡 운동, 명상 등을 진행함으로써 암환자의 스트레스, 불안, 우울 등 부정적인 심리 상태를 개선하는 정서적 이점을 준다. 이러한 신체적·정서적 이점은 전반적으로 암환자의 삶의 질을 향상시킬 수 있다.

바오 박사가 참여한 한 연구에 따르면, 중등도에서 중증의 항암·화학요법 유발 말초신경병증이 지속되는 유방암 및 부인과 암 생존자 41명을 대상으로 2개의 그룹으로 무작위 배정하여 21명에게는 요가 치료를, 20명에게는 일반적인 치료만 받게 하여 건강 관련 삶의 질 (HRQOL) 설문지를 통해 비교한 결과, 요가는 항암·화학요법 유발 말초신경병증 환자들의 불안을 줄일 수 있었다[*]. 요가 치료는 주 3회 60분 대면 수업으로 12주 동안 진행되었고, 12주 요가 수업 후에도 환자들은 추가로 12주 동안 일주일에 3번 집에서 1시간 동안의 요가를 계속 진행하게 하였다.

자킴 센터에서는 암환자들을 위한 요가 수업을 대면, 비대면 2가지 방식으로 제공하고 있다. 특히 요가를 한 번도 해본 적이 없거나 바닥에 눕는 것이 어려운 환자들을 위한 요가 수업도 진행하고 있으므로 모든 암환자들은 부담 없이 자킴 센터의 요가 수업을 시도해볼 수 있다.

[*] Deng G, Bao T, Ryan EL, et al. Effects of Vigorous Versus Restorative Yoga Practice on Objective Cognition Functions in Sedentary Breast and Ovarian Cancer Survivors: A Randomized Controlled Pilot Trial. Integr Cancer Ther. 2022;21:15347354221089221. doi:10.1177/15347354221089221

운동

운동이 건강 관리에 중요하다는 것은 모두가 아는 사실이다. 이는 암환자 및 암 생존자들에게도 예외가 아니다. 꾸준한 운동은 다양한 암 관련 증상들을 관리할 수 있게 해주어 전반적인 삶의 질을 향상시킬 수 있으며, 일부 암의 재발 위험을 감소시키고, 암 생존율을 향상시킬 수 있게 해준다. 암환자 및 암 생존자에게는 주로 적절한 강도의 유산소 및 근력 운동, 그리고 앞서 언급한 요가, 기공, 태극권 등 신체 이완 및 밸런스에 도움이 되는 운동들이 추천된다.

근력 운동은 근육의 힘과 크기를 증가시키기 위해 본인의 체중이나 아령 등 저항을 이용하는 운동이다. 대표적으로 팔굽혀펴기, 철봉, 스쾃 등이 있다. 이러한 운동은 근육의 수축과 이완을 통해 근육을 강화하고, 뼈와 관절의 건강을 개선하며, 전반적인 신체 기능을 향상시키는 데 도움을 준다. 특히 근력 운동은 암환자의 근육량과 근력을 유지하는 데 도움을 주며, 이는 암환자의 근육량은 생존율에도 영향을 미칠 수 있기 때문에 무리하지 않는 선에서 꾸준히 근력 운동을 진행하여 근육량을 유지하는 것이 중요하다.

유산소 운동은 운동 중 산소 공급을 통해 지방과 탄수화물을 에너지화해서 소모하게 하는 전신 운동을 말하며, 대표적으로 걷기, 빠르게 걷기, 달리기, 수영, 자전거 등이 있다. 이러한 유산소 운동은 심폐지구력을 강화시켜 심혈관 건강을 개선하고, 전반적인 체력을 향상시키고 피로를 줄이는 데 도움이 된다.

제니퍼 리기벨 박사가 참여한 한 연구에서는 항암화학요법 유발 말초신경병증이 있는 난소암환자 134명을 대상으로 69명은 운동 중재 그룹으로, 65명은 주의 통제 그룹으로 나누어 무작위 대조군 연구를 시행하였는데, 그 결과 운동 중재 그룹에서 말초신경병증 증상이 더 많이 개선되었다[*]. 이 연구에서 사용된 운동 중재는 중간 강도의 유산소 운동이었으며, 운동 중재 그룹 참가자들은 매주 암 전문 운동 트레이너와의 전화 통화를 통해 가정에서 중간 강도의 유산소 운동을 진행하였다. 참가자들은 주로 활발한 걷기 운동을 하도록 코칭 받았으며, 운동 시간은 주당 150분까지 늘리도록 조언을 받았다. 참가자들이 보고한 부작용은 없었다. 참가자들이 운동 중재를 통해 가장 많이 개선되었다고 보고된 말초신경병증 관련 증상은 발의 불편함, 관절통 또는 근육경

[*] Cao A, Cartmel B, Li FY, et al. Effect of Exercise on Chemotherapy-Induced Peripheral Neuropathy Among Patients Treated for Ovarian Cancer: A Secondary Analysis of a Randomized Clinical Trial. JAMA Netw Open. 2023 Aug 1;6(8):e2326463. doi:10.1001/jamanetworkopen.2023.26463

련, 전반적인 무력감 등이었다.

유산소 운동은 뇌지도(Brain maps)를 재구성함으로써 뇌의 감각 경로를 변화시키는 효과가 있어 항암화학요법 유발 말초신경병증 치료에 도움을 줄 수 있다는 연구 결과도 있다[*]. 또한 항암화학요법 유발 말초신경병증이 있는 유방암환자를 대상으로 한 연구에서는 나이가 많고 유산소 운동 능력이 떨어지며 과체중 또는 비만인 환자들에서 더 심각한 말초신경병증 증상이 발생하는 경향이 있었으며, 더 젊고 건강하고 날씬할수록 더 많은 양의 운동을 시행하여 효과적으로 치료될 수 있다는 결과가 나왔다[**]. 따라서 말초신경병증이 있는 암환자는 적극적인 유산소 운동을 수행하는 것이 좋다.

하지만 스스로 운동을 꾸준히 진행하는 것은 암환자뿐만 아니라 모두에게 어려운 일이다. 또한 암환자마다 치료 상황과 체력 수준이 다르므로 이에 맞춰 안전하게 진행하는 것이 중요하다. 자킴 센터에서는 유산소 운동 프로그램, 코어 근력 프로그램, 댄스 프로그램 등 다양한 운동 프로그램을 제공하고, 운동 초보자를 위한 클래스부터 숙련자들을 위한 수업까지 다양한 난이도의 운동 프로그램을 구축하여 환자들이 운동에 잘 적응할 수 있도록 돕고 있다.

---

[*] Holschneider DP, Yang J, Guo Y, et al. Reorganization of functional brain maps after exercise training: Importance of cerebellar-thalamic-cortical pathway. Brain Res. 2007 Dec 12:1184:96–107. doi:10.1016/j.brainres.2007.09.081

[**] Courneya KS, McKenzie DC, Mackey JR, et al. Subgroup effects in a randomised trial of different types and doses of exercise during breast cancer chemotherapy. Br J Cancer. 2014 Oct 28;111(9):1718–25. doi:10.1038/bjc.2014.466

음악

암환자들은 신체적·정신적·정서적으로 다양한 어려움을 겪게 된다. 암과 암치료로 인해 통증, 피로, 소화불량 등 신체적 어려움을 겪게 되고, 암 진단과 치료 과정에서 크고 작은 스트레스, 불안, 우울감 등 정신적 어려움을 겪게 되며, 장기간의 치료 과정과 사회적 인식으로 인해 사회적 고립감과 자존감 저하 등 정서적 어려움을 겪게 된다. 이는 결국 전반적인 삶의 질 저하와 행복감 감소로 이어진다.

이렇게 광범위한 어려움을 겪는 암환자에게 음악치료는 효과적으로 작용할 수 있다. 음악치료는 신체적·정신적 질병과 불편함을 완화하기 위해 음악을 사용하는 것으로, 음악치료는 신체를 이완시켜 심박수, 혈압, 호흡수를 낮추는 효과가 있으며, 내분비계, 신경계에도 긍정적인 영향을 미칠 수도 있다[*]. 또한 음악치료는 개인이 말로 표현하기 어려

---

[*] Lun T, Chen Y, Liu J, et al. Music therapy and anxiety: A bibliometric review from 1993 to 2023. Medicine (Baltimore). 2024;103(13):e37459. doi:10.1097/MD.0000000000037459

울 수 있는 감정을 표현하는 것과 감정을 조절하는 것을 도울 수 있으며, 이는 암환자들의 불안, 우울, 스트레스를 줄일 수 있다. 또 음악치료는 통증을 관리하는 효과적인 도구가 될 수 있는데, 음악을 감상하거나 직접 악기를 연주하는 과정을 통해 통증으로부터 주의를 딴 데로 돌리고 신체를 이완시켜 통증에 대한 인식을 줄일 수 있다. 이를 통해 암환자들에게 편안함을 제공하고 기분을 개선하여 전반적인 삶의 질을 향상시킬 수 있다.

리기벨 박사가 참여한 한 연구에서는 항암치료를 받으면서 생긴 불안과 스트레스를 줄이고자 마음챙김 기반 음악치료에 참여한 20~39세 성인 암환자 16명을 대상으로 인터뷰를 진행하였는데, 인터뷰 내용 중 음악치료를 통해 편안함을 경험하였다는 응답이 있었다[*]. 또, 8주 이상 암치료를 받을 예정인 15~39세 암환자 37명을 대상으로 마음챙김 기반 음악치료를 제공하여 치료 전후에 환자가 보고한 스트레스 척도를 비교한 결과, 음악치료는 스트레스를 유의하게 개선시켰다[**].

자킴 센터에서는 암환자들을 위한 전문 음악치료사가 진행하는 음악치료 세션이 있다. 음악치료 세션을 통해 암환자들은 음악 감상, 음악 관련 토론, 작곡, 악기 연주 등 음악과 관련된 다양한 경험을 할 수 있다.

---

[*] Phillips CS, Bockhoff J, Berry DL, et al. Exploring Young Adults' Perspectives of Participation in a Mindfulness-Based Music Therapy Intervention Before and During the COVID-19 Pandemic. J Adolesc Young Adult Oncol. 2023;12(4):569-576. doi:10.1089/jayao.2022.0090

[**] Knoerl R, Mazzola E, Woods H, et al. Exploring the Feasibility of a Mindfulness-Music Therapy Intervention to Improve Anxiety and Stress in Adolescents and Young Adults with Cancer. J Pain Symptom Manage. 2022;63(4):e357-e363. doi:10.1016/j.jpainsymman.2021.11.013

증상별 치료

암성 통증

암성 통증이란, 암환자 또는 암 생존자에게서 발생하는 '암으로 인한 모든 통증'을 말한다. 일반적으로 암성 통증은 크게 2가지 요인에 의해 발생하는데, 하나는 종양의 성장 및 종양의 압박과 관련된 통증이고, 다른 하나는 항암·화학요법, 호르몬요법, 방사선치료, 줄기세포 이식, 수술 관련 통증 등 암의 치료와 관련된 통증이다. 암환자의 40~85%가 통증을 경험할 정도로 암성 통증은 암치료 중 또는 치료 후에 발생하는 매우 흔한 증상이지만, 동시에 관리하기 어려운 증상 중 하나이다[*].

현재 임상에서는 암성 통증에 주로 약물치료를 통해 대응하고 있다.

---

[*] Goudas LC, Bloch R, Gialeli-Goudas M, Lau J, Carr DB. The epidemiology of cancer pain. Cancer Invest. 2005;23(2):182–190

환자가 호소하는 통증의 양상이나 강도에 따라 사용하는 약물이 달라지는데, 가벼운 통증에는 우리에게 '타이레놀'로 익숙한 아세트아미노펜이나 비스테로이드성 소염진통제 등 비마약성 진통제들을 사용해볼 수 있다. 신경병증성 통증이 있거나 만성적이고 광범위한 통증에는 항우울제나 항경련제를 사용할 수도 있다. 그러나 이러한 비마약성 진통제로 호전되지 않는 중등도 이상의 통증에는 오피오이드를 사용하게 된다. 오피오이드는 아편과 유사한 마약성 진통제로 일반 진통제보다 훨씬 강력한 진통 효과가 있으나 복용 시 변비, 메스꺼움, 현기증, 피로, 구토, 피부 건조, 가려움증 등 다양한 부작용이 발생할 수 있다[*].

그러나 암성 통증을 진통제로만 치료할 수 있는 것은 아니다. 2016년 미국 임상종양학회에서 발간한 임상·진료 지침에 따르면, 암성 통증을 완화하거나 통증과 관련된 증상을 개선하기 위한 '비약물적 중재'를 의사가 직접 처방하거나 다른 전문가에게 의뢰할 것을 권장하고 있다[**]. 여기서 말하는 '비약물적 중재'에는 침치료, 마사지치료, 음악치료 등 다양한 통합의학적 치료도 포함된다.

웨이동 루 등은 앞서 언급한 2016년 미국 임상종양학회의 만성 통증

---

[*] Furlan AD, Sandoval JA, Mailis-Gagnon A, et al. Opioids for chronic noncancer pain: a meta-analysis of effectiveness and side effects. CMAJ. 2006;174(11):1589–1594. doi:10.1503/cmaj.051528

[**] Judith A Paice, Russell Portenoy, Christina Lacchetti, et al., Management of Chronic Pain in Survivors of Adult Cancers: American Society of Clinical Oncology Clinical Practice Guideline. J Clin Oncol. 2016 Sep 20;34(27):3325–3345. DOI:10.1200/JCO.2016.68.5206

임상·진료 지침의 내용 중 침치료에 대해 고찰하는 리뷰 논문을 발표했다[*]. 리뷰 논문이란 특정 주제에 대한 기존의 연구를 신중하게 평가하고 요약하는 논문을 말한다. 이 논문에 따르면, 침치료는 암치료로 인해 발생하는 광범위한 만성 통증 증후군을 관리할 수 있다. 여기서 말하는 '광범위한 만성 통증 증후군'에는 항암화학요법 관련 통증, 호르몬 요법 관련 통증, 방사선치료 관련 통증, 암수술 관련 통증 등이 포함된다.

팅 바오 등은 아로마타제 억제제 치료를 받고 있는 폐경 후 여성 유방암환자 47명을 대상으로 8주 동안 침치료 또는 가짜 침치료를 제공하여 아로마타제 억제제로 인한 근골격계 증상의 개선 여부를 연구한 결과, 침치료 후 통증의 중앙값이 감소하였다[**]. 아로마타제 억제제로 인한 근골격계 증상은 아로마타제 억제제 치료를 받는 유방암환자에게서 흔하게 나타나는 증상으로, 약물 중단으로 이어질 수도 있어서 적절한 관리가 필요하다. 이 연구에서 침치료로 인한 심각한 부작용은 보고되지 않았으며, 8주 동안의 침치료가 종료된 후 12주 차에 진행한 추적관찰에서도 침치료로 인한 효과가 유지되었다.

침치료 외에 다른 방법으로도 통증을 조절할 수 있다. 리기벨 박사가 참여한 한 연구에 따르면, 지속적인 수술 후 통증이 있는 유방암 생

---

[*] Lu W, Rosenthal DS. Oncology Acupuncture for Chronic Pain in Cancer Survivors: A Reflection on the American Society of Clinical Oncology Chronic Pain Guideline. Hematol Oncol Clin North Am. 2018;32(3):519–533. doi:10.1016/j.hoc.2018.01.009

[**] Bao T, Cai L, Giles JT, et al. A dual-center randomized controlled double blind trial assessing the effect of acupuncture in reducing musculoskeletal symptoms in breast cancer patients taking aromatase inhibitors. Breast Cancer Res Treat. 2013;138(1):167–174. doi:10.1007/s10549-013-2427-z

존자들을 대상으로 12주 동안 기공 프로그램을 진행한 결과, 통증뿐만 아니라 피로, 불안, 우울증 등의 증상과 삶의 질이 모두 임상적으로 유의미하게 개선되었으며, 기공 프로그램을 종료한 후에도 그 효과가 6개월 동안 지속되었다[*].

암성 통증으로 병원에서 진통제를 처방받아 복용하였지만, 통증이 잘 가라앉지 않는 경우 진통제만 복용하는 것보다는 침치료와 약물 치료(진통제)를 함께 받는 것이 통증 관리에 효과적일 수 있으며[**], 앞에서 언급한 기공 치료뿐만 아니라 요가, 운동 등 통증을 조절할 수 있는 다양한 방법이 있다. 자킴 센터에서도 암성 통증을 위한 이러한 통합암치료 프로그램을 운영하고 있다.

말초신경병증

말초신경병증은 많은 암환자들이 겪는 항암화학요법의 흔한 부작용 중 하나로, 탁센 계열 항암제, 백금 기반 항암제, 그리고 빈카 알칼로이드(vinca alkaloids) 계열 항암제에 의해 유발되는 경우가 많다. 항암화학요법으로 인해 유발된 말초신경병증은 감각신경, 운동신경, 자율신경의 손상 정도에 따라 증상의 유형과 강도가 다양하며, 주로 손발 저림, 감

---

[*] Osypiuk K, Ligibel J, Giobbie-Hurder A, et al. Qigong Mind-Body Exercise as a Biopsychosocial Therapy for Persistent Post-Surgical Pain in Breast Cancer: A Pilot Study. Integr Cancer Ther. 2020;19:1534735419893766. doi:10.1177/1534735419893766

[**] Choi TY, Lee MS, Kim TH, et al. Acupuncture for the treatment of cancer pain: a systematic review of randomised clinical trials. Support Care Cancer. 2012;20(6):1147-1158. doi:10.1007/s00520-012-1432-9

각 이상, 통증 등을 호소하게 된다.

　말초신경병증은 항암치료를 받는 기간 동안에 발생할 수 있고, 치료가 끝난 후에도 오랫동안 지속될 수 있다. 이는 암환자와 암 생존자들의 삶의 질을 크게 떨어뜨리고, 낙상의 위험을 높이기도 한다. 항암화학요법 유발 말초신경병증에 대처하기 위해 항우울제, 항경련제, 비마약성 진통제, 마약성 진통제 등 많은 약물들이 사용되고 있지만, 이러한 약물치료는 피로, 현기증, 불면증, 메스꺼움 등 또 다른 부작용을 유발할 수 있다.

　자킴 센터에서는 암환자들의 항암화학요법 유발 말초신경병증을 치료하기 위해 표준의학적 치료뿐만 아니라 다양한 통합의학적 치료를 제공하고 있으며, 이러한 치료의 효과에 대한 연구도 활발하게 진행하고 있다. 자킴 센터에서 제공하는 통합의학적 치료 방법과 자킴 센터의 의료진들이 수행한 연구의 결과를 살펴보면, 다음과 같다.

　침치료는 말초신경계를 자극할 수 있는 효과적이고 안전한 치료법 중 하나이다. 침치료는 항암화학요법으로 인한 말초신경병증을 치료하고 환자의 삶의 질과 신경독성 관련 증상에 대한 경험을 개선하는 데 효과적인 치료이며, 장기적인 효과가 분명한 것으로 밝혀졌다[*].

---

[*] Molassiotis A, Suen LKP, Cheng HL, et al. A Randomized Assessor-Blinded Wait-List-Controlled Trial to Assess the Effectiveness of Acupuncture in the Management of Chemotherapy-Induced Peripheral Neuropathy. Integr Cancer Ther. 2019 Jan-Dec:18:1534735419836501. doi:10.1177/1534735419836501

웨이동 루 등은 항암화학요법으로 말초신경병증이 유발된 유방암환자 33명을 대상으로 무작위 대조군 연구를 시행하였는데, 그 결과 일반적인 의학적 처치와 비교하여 8주간의 침치료 중재가 말초신경병증으로 인한 감각 증상을 임상적으로 의미 있고 통계적으로 유의하게 개선시켰음을 보고했다[*]. 앞에서도 언급했던 웨이동 루 박사는 항암화학요법으로 인한 통증 및 신경병증을 치료하기 위해 침치료를 받는 것이 유익하다고 밝히기도 했다.

팅 바오 등에 따르면, 최소 3개월 전에 항암화학요법이 종료되었음에도 중등도에서 중증의 말초신경병증이 있는 고형암 생존자 68명을 대상으로 침치료 그룹, 가짜침 그룹, 일반 치료 그룹으로 나누어 무작위 대조군 연구를 시행한 결과, 침치료 후 말초신경병증 관련 증상과 삶의 질이 향상되었다[**]. 침치료는 8주 동안 총 10회 진행되었고, 자침 부위 통증과 멍 등을 제외하면 중대한 부작용은 없었다.

요가는 만성적인 항암화학요법 유발 말초신경병증으로 낙상의 위험이 있는 암환자들에게 도움을 줄 수 있다. 제니퍼 리기벨 박사가 참여한 한 연구에서는 다나파버 암연구소의 유방암센터, 소화기암센터, 부인암센터에서 항암화학요법 유발 말초신경병증으로 인한 만성적인 통

[*] Lu W, Giobbie-Hurder A, Freedman RA, et al. Acupuncture for Chemotherapy-Induced Peripheral Neuropathy in Breast Cancer Survivors: A Randomized Controlled Pilot Trial. Oncologist. 2020 Apr;25(4):310-318. doi:10.1634/theoncologist.2019-0489

[**] Bao T, Baser R, Chen C, et al. Health-Related Quality of Life in Cancer Survivors with Chemotherapy-Induced Peripheral Neuropathy: A Randomized Clinical Trial. Oncologist. 2021;26(11):e2070-e2078. doi:10.1002/onco.13933

증이 있는 암환자 44명을 모집하여 무작위 대조군 연구를 시행하였는데, 그 결과 8주간의 요가를 통해 통증, 감각 증상, 피로, 우울증 등이 개선되었다[*].

침치료, 요가 치료 외에도 기공, 태극권, 마음챙김 명상 등 다양한 통합의학적 치료를 통해 항암치료로 인한 말초신경병증을 관리할 수 있다. 자킴 센터에서는 다양한 통합의학 서비스를 제공하고 있으며, 자킴 센터 공식 홈페이지 및 유튜브 채널을 통해 집에서 스스로 말초신경병증을 관리할 수 있는 방법들도 소개하고 있다.

피로 및 수면 장애

암 관련 피로는 암환자들이 흔하게 겪는 증상으로, 활동량에 비례하지 않고 휴식이나 수면으로도 피로감이 충분히 해소되지 않는 것이 특징이다. 이 때문에 일반적인 피로와 달리 암 관련 피로는 더 심각하고 오래 지속되며, 일상생활에 지장을 줄 수 있다.

암 관련 피로는 암 자체가 피로를 유발하기도 하고, 암치료로 인해 피로가 유발되기도 한다. 암은 신진대사를 변화시키고 피로를 유발하는 물질을 생성할 수 있고, 항암 화학요법과 방사선치료는 암세포뿐만 아니라 건강한 세포도 파괴하므로 피로를 유발할 수 있다. 암 관련 수술 후에 몸이 회복하는 과정에서도 피로가 발생할 수 있다.

[*] Knoerl R, Giobbie-Hurder A, Berfield J, et al. Yoga for chronic chemotherapy-induced peripheral neuropathy pain: a pilot, randomized controlled trial. J Cancer Surviv. 2022 Aug;16(4):882-891. doi:10.1007/s11764-021-01081-z

이 외에도 암의 진단 및 치료 과정에서 발생하는 스트레스, 불안 및 우울 등 정서적인 요인 또한 암환자들의 피로를 악화시킬 수 있다. 또한 암성 통증을 비롯한 다양한 암 관련 증상들은 암환자의 수면의 질을 떨어뜨릴 수 있으므로 이로 인해 피로가 심화되는 악순환이 일어나게 된다.

이렇듯 암 관련 피로는 암환자의 신체적·정서적·사회적 웰빙에 영향을 미치며, 삶의 질 또한 크게 떨어뜨린다. 암환자의 일상생활을 유지하고 전반적인 건강을 개선하기 위해 적절한 통합의학적 치료를 받는 것이 도움이 될 수 있다.

리기벨 박사가 참여한 한 연구에 따르면, 암환자의 피로, 수면 장애, 우울증, 통증 및 삶의 질에 대한 기공 및 태극권의 효과를 평가하는 임상연구를 대상으로 체계적 문헌 고찰 및 메타분석을 진행한 결과, 태극권과 기공 요법은 피로, 수면 장애, 우울증 및 전반적인 삶의 질을 유의하게 개선시켰다[*]. 기공 및 태극권으로 인한 심각한 부작용은 보고되지 않았다. 이렇듯 기공 및 태극권은 암 관련 피로를 비롯한 여러 증상을 줄이는 데 효과적이고 안전한 방법이 될 수 있다.

바오 박사가 참여한 한 연구에 따르면, 불면증이 있는 암 생존자 160명을 대상으로 침치료 그룹과 불면증 인지 행동 치료 그룹으로 나누어 무작위 대조군 연구를 시행한 결과, 두 그룹 모두 불면증 심각도

[*] Wayne PM, Lee MS, Novakowski J, et al. Tai Chi and Qigong for cancer-related symptoms and quality of life: a systematic review and meta-analysis. J Cancer Surviv. 2018;12(2):256-267. doi:10.1007/s11764-017-0665-5

가 임상적으로 유의미하게 감소되었다[*]. 또한 두 그룹 모두 피로, 기분, 삶의 질이 개선되었으며, 수면제 사용량이 감소하였다. 대상 환자군은 최소 1개월 전에 적극적인 항암치료(수술, 방사선치료, 항암화학요법)가 종료되었고, 불면증 진단 기준에 부합하며, 불면증 심각도 지수가 7점 이상이었다. 침치료는 8주 동안 총 10회 진행되었고, 20주까지 추적 관찰하였는데, 불면증 심각도는 침치료가 모두 종료된 후에도 개선된 상태가 유지되었다.

암 관련 피로를 예방하거나 해소하기 위해서는 가벼운 걷기와 같이 규칙적이고 적당한 신체 활동을 유지하고, 균형 잡힌 식단 및 충분한 수분을 섭취하는 것이 중요하다. 그러나 생활 습관 교정으로도 피로가 충분히 개선되지 않을 수 있다. 이러한 경우, 의료진과 상담하여 적절한 치료를 받는 것이 중요하며, 자킴 센터에서는 암 관련 피로를 치료하기 위해 다양한 통합의학 서비스를 제공하고 있다. 또한 자킴 센터의 공식 홈페이지 및 유튜브 채널에서도 집에서 스스로 암 관련 피로와 수면을 관리할 수 있는 방법들을 소개하고 있다.

불안 및 우울

많은 암환자들이 암을 진단받은 날부터 기나긴 치료 여정을 보내는 동안 불안감과 우울감을 경험하게 된다. 암 진단으로 인한 충격, 죽음

---

[*] Garland SN, Xie SX, DuHamel K, et al. Acupuncture Versus Cognitive Behavioral Therapy for Insomnia in Cancer Survivors: A Randomized Clinical Trial. J Natl Cancer Inst. 2019;111(12):1323–1331. doi:10.1093/jnci/djz050

에 대한 불안, 치료 과정에서 겪게 되는 고통, 높은 치료 비용으로 인한 부담감과 가족들에 대한 미안함 등 다양한 신체적·정신적·사회적인 요인들이 복합적으로 암환자들에게 정서적 고통을 주게 된다.

암환자들은 불안 및 우울감을 치료하기 위해 담당의사를 통해 항우울제나 항불안제 등 약물 치료를 시도해볼 수도 있다. 하지만 약물 치료를 시도하기 힘든 상황이거나 약물 치료로 개선되지 않는 경우, 침치료를 비롯한 통합의학적 치료의 도움을 받아볼 수도 있다.

웨이동 루 박사가 참여한 한 연구에 따르면, 진행성 난소암 또는 유방암환자를 대상으로 침치료를 시행한 결과, 침치료 직후에 불안, 피로, 통증 및 우울증이 유의하게 개선되었고, 시간이 지남에 따라서도 불안, 피로, 통증 및 우울증이 유의하게 개선되었다*. 침치료는 8주 동안 총 12회 진행되었고, 삶의 질을 평가하기 위한 설문지 작성은 침치료 전, 4주 차, 8주 차, 9주 차, 12주 차 총 5번 진행되었다. 침치료가 모두 끝난 후인 12주 차에도 삶의 질 개선 효과가 지속되었으며, 침치료로 인한 심각한 부작용은 없었다.

자킴 센터에서는 불안감, 우울감 등 정신적 문제를 겪는 암환자들을 위해 침치료 외에도 요가, 명상, 표현예술치료 등 다양한 통합의학 서비스를 제공한다. 이를 통해 환자들의 삶의 질을 향상시키고, 결과적으로 보다 수월하게 암의 치료 및 관리를 지속할 수 있게 해준다.

---

* Dean-Clower E, Doherty-Gilman AM, Keshaviah A, et al. Acupuncture as palliative therapy for physical symptoms and quality of life for advanced cancer patients. Integr Cancer Ther. 2010;9(2):158-167. doi:10.1177/1534735409360666

삼킴장애

삼킴장애는 음식물이나 액체를 삼키는 데 어려움을 겪는 상태를 말한다. 이는 암 자체나 암치료의 부작용으로 발생할 수 있으며, 특히 두경부암, 식도암, 폐암 등과 깊은 관련이 있다. 두경부나 식도에 있는 종양이 물리적으로 통로를 막는 등 암 자체로 인해 발생할 수 있고, 암을 제거하기 위한 수술이 후두, 인두, 식도 등의 구조를 변화시켜 삼킴 기능에 영향을 줄 수도 있다. 방사선치료는 구강, 인두, 식도 등 삼킴에 필요한 조직에 손상을 줄 수 있고, 염증이나 섬유화 등을 초래할 수 있다. 마지막으로 일부 항암제는 구내염이나 구강 건조증을 일으켜 삼킴을 어렵게 만들 수 있다.

삼킴장애는 침, 음료, 음식물 등을 삼킬 때 통증이 있거나 목이나 가슴에 걸리는 느낌 등의 증상을 호소하며, 이로 인해 적절한 음식물 섭취를 방해하여 체중 감소와 영양 결핍으로 이어질 수도 있다. 이렇듯 삼킴장애는 환자의 신체 건강과 삶의 질을 크게 떨어뜨릴 수 있으므로 주의 깊은 관리가 필요하다.

웨이동 루 등에 따르면, 화학방사선 요법과 관련된 삼킴장애가 있는 두경부암환자를 대상으로 침치료 그룹과 가짜침 그룹으로 나누어 무작위 대조군 연구를 시행한 결과, 침치료 후 삼킴장애 관련 삶의 질이 화학방사선 요법 후 12개월까지 크게 향상되었다[*]. 침치료는 화학방사

Lu W, Wayne PM, Davis RB, et al. Acupuncture for Chemoradiation Therapy-Related Dysphagia in Head and Neck Cancer: A Pilot Randomized Sham-Controlled Trial. Oncologist. 2016;21(12):1522-1529. doi:10.1634/theoncologist.2015-0538

선요법 시작 후 2주째부터 매 2주마다 24주 동안, 화학방사선 요법 종료 후 20주까지 시행되었고, 심각한 부작용은 없었다.

림프부종

림프부종이란, 림프관이 막히거나 손상되어 림프액이 간질 내에 비정상적으로 많이 고여 팔이나 다리에 부종과 염증이 생기는 만성 질환이다. 암 생존자들이 암수술이나 방사선치료 이후에 림프부종으로 고생하게 되는 경우가 많은데, 특히 유방암, 난소암, 자궁경부암 등 여성암수술 이후에 많이 발생한다. 이러한 이유로 림프부종 환자는 대부분 여성이며, 간혹 전립선암 수술을 받은 남성에게서 림프부종이 발생하기도 한다. 이 외에 림프절을 절제하는 다른 암수술로 발생할 수 있고, 방사선치료나 항암화학요법으로 인해 림프절이 손상되는 경우에도 발생할 수 있으며, 암 자체가 림프계의 흐름을 막아 생길 수도 있다.

림프부종은 대개 통증 없이 팔다리가 점진적으로 부어올라 팔다리가 무겁고 불편함을 느낄 수 있으며, 심한 경우 팔다리가 코끼리처럼 퉁퉁 부어오른다. 피부는 두꺼워지거나 딱딱해지는 태선화가 진행되며, 반복적인 습진성 피부염이나 피부 박탈이 발생하기도 한다. 또한 림프부종이 지속되면 림프액의 정체로 인해 감염이 발생할 수 있는데, 세균 감염으로 팔다리가 빨갛게 붓고 열이 나는 봉와직염이 쉽게 발생하기도 한다. 이러한 이유로 림프부종은 최대한 빨리 치료를 시작하는 것이 좋으며, 주로 물리치료, 압박치료, 재활 운동 등 보존요법을 시행하게 되며, 보존요법으로 효과가 없을 경우 수술을 고려할 수 있다. 그러나 림프부종은 완치가 어렵기 때문에 수술 이후에도 림프 마사지, 압박치료, 운동요법 등 꾸준한 관리를 통해 부종을 최소화하는 것이 필요하다.

팅 바오 등은 유방암에 대한 수술, 항암화학요법, 또는 방사선치료의 결과로 6개월 이상 지속되는 중등도의 림프부종이 있는 18세 이상의 여성을 대상으로 침치료 그룹과 대기 그룹으로 나누어 무작위 대조군 연구를 시행한 결과, 침치료 후 정상적인 팔과 림프부종이 있는 팔의 둘레 차이가 감소하였다[*]. 침치료는 6주 동안 주 2회 진행되었으며 심각한 부작용은 없었다.

이렇듯 통합의학적 치료는 암환자 및 암 생존자들의 다양한 증상들을 개선시켜 삶의 질을 향상시킨다. 또한 통합의학적 치료의 효과 및 부작용에 관한 연구도 많이 진행된 상태이며, 현재도 활발하게 진행 중이다. 자킴 센터에는 종양 전문 침술사를 비롯한 다양한 통합의료 서비스의 전문가들이 있으며, 여기에 제시된 증상들 외에 다른 여러 가지 불편함에 대해서도 전문적인 관리를 받을 수 있다.

[*] Bao T, Iris Zhi W, Vertosick EA, et al. Acupuncture for breast cancer-related lymphedema: a randomized controlled trial. Breast Cancer Res Treat. 2018;170(1):77-87. doi:10.1007/s10549-018-4743-9

미국 임상종양학회(ASCO) - 국제 통합암학회(SIO) 통합암치료의 암증상 관리 공동 가이드라인

암성 통증

· 성인 암환자에서 아로마타제 억제제 관련 관절 통증 치료를 위해 침치료를 권장한다.

· 일반적인 암 통증 또는 근골격계 통증 관리에는 침치료, 반사요법, 지압이 추천될 수 있다.

· 시술 과정에서 발생하는 통증을 겪는 환자에게는 최면요법을 고려할 수 있다.

· 완화의료 또는 호스피스 치료를 받는 환자의 통증 관리에는 마사지가 추천될 수 있다.

· 이러한 권고는 중간 수준의 근거에 기반하며, 위험보다 이점이 크고 권고 강도는 중간 수준이다.

· 기타 심신의학적 중재나 자연 건강 제품을 활용한 통증 관리에 대한 근거는 낮거나 불충분하다.

· 소아 환자에 대한 권고를 내리기에는 근거가 부족하거나 확실하지 않다.

· 암환자의 치료에서 통합의학적 중재의 역할을 더욱 명확히 규명하기 위해 추가 연구가 필요하다.

암성 불안 우울

· 불안 증상 관리를 위해 암치료 중에는 마음챙김 기반 중재, 요가, 이완요법, 음악치료, 반사요법, 흡입형 아로마테라피를 권장하며, 암치료 후에는 마음챙김 기반 중재, 요가, 침치료, 태극권 및 기공, 반사요법을 권장한다

· 우울 증상 관리를 위해 암치료 중에는 마음챙김 기반 중재, 요가, 음악치료, 이완요법, 반사요법을 권장하며, 암치료 후에는 마음챙김 기반 중재, 요가, 태극권 및 기공을 권장한다.

암성 피로

· 암치료 중 피로 완화를 위해 운동, 인지행동치료, 마음챙김 기반 프로그램, 태극권 또는 기공을 권장한다.

· 암치료를 받는 성인은 정신교육과 미국 인삼을 고려할 수 있다.

· 치료 완료 후 생존자의 경우, 운동, 인지행동치료, 마음챙김 기반 프로그램을 권장하며, 특히 인지행동치료와 마음챙김 기반 프로그램은 중등도 이상의 피로 관리에 효과적이었다. 요가, 지압, 뜸도 추천할 수 있다.

· 말기 환자의 경우 인지행동치료와 코르티코스테로이드를 제공할 수 있다.

· L-카르니틴, 항우울제, 각성제는 피로 관리에 권장되지 않으며, 정신자극제의 일반적인 사용도 권장되지 않는다.

· 피로 관리를 위한 기타 심리·사회적, 통합적, 약물적 개입에 대한 충분한 증거는 부족하다.

자킴 센터의 암 관련 증상 개선을 위한 영상(2024년 12월 기준)

암성 피로

운동 & 암 피로 : 신호등 시스템(Exercise & Cancer Fatigue: Traffic Light System)(6분)

피로를 위한 기공, 태극권 & 명상(Qigong, Tai Chi & Meditation For Fatigue)(13분)

암성 피로에 대한 셀프 경혈지압(Self-Acupressure for Cancer-Related Fatigue)(4분)

피로와의 전쟁을 도와주는 보행 명상(Walking Meditation to Help Combat Fatigue)(22분)

피로와 싸우기 위한 몸 두드리기(Body Percussion to Fight Fatigue)(7분)

운동 & 손발 저림에 대해 무엇을 아는 것이 필요한가(What You Need to Know About Exercise & Neuropathy)(5분)

손발 저림을 위한 스트레칭과 운동(Stretches and Exercises for Neuropathy)(21분)

손발 저림을 위한 손발 셀프 마사지(Hand & Arm Self-Massage for Neuropathy)(10분)

손발 저림을 위한 셀프 지압과 침치료의 이점(Benefits of Acupuncture for Neuropathy)(4분)

 태양 에너지에 의한 가이드 심상명상(Golden Light Guided Imagery Meditation)(22분)

 손발 저림에 대한 하지 셀프 마사지(Lower Body Self-Massage for Neuropathy)(13분)

 손발 저림을 위한 기공, 태극권 & 명상 : 두들기기 기술
Qigong, Tai Chi, & Meditation for Neuropathy: Tapping Techniques (6분)

 손발 저림을 위한 일출 태극권(Sunrise Tai Chi for Neuropathy)(1분 30초)

 수면 최면 & 교육자료(Sleep Hygiene & Resources)(4분)

 수면 & 이완을 위한 가이드 되는 몸 스캔 명상(Guided Body Scan Meditation for Sleep & Relaxation)(16분)

 수면 & 이완을 위한 셀프 마사지(Self-Massage for Sleep & Relaxation) (7분)

 음악 가이드 2-2-4 호흡 운동(Music-Guided 2-2-4 Breathing Exercise)(9분)

수면 & 이완을 위한 부드러운 요가(Gentle Yoga for Sleep & Relaxation)(17분)

 수면 & 이완을 위한 셀프 지압(Self-Acupressure for Sleep & Relaxation)(12분)

 수면 & 이완을 위한 기공호흡 운동(Qigong Breathing Exercises for Sleep & Relaxation) (13분)

자킴 센터의 전이성 유방암환자 통합암치료 관리법

자킴 센터의 피로 통합암치료 관리법

자킴 센터의 손발 저림 통합암치료 관리법

자킴 센터의 수면과 이완 통합암치료 관리법

하버드의 5가지 통합암치료법
– 하버드 다나파버 자킴 센터의 대표 치료법

침지료

암 환자의 통증, 피로, 항암 부작용(오심, 구토) 완화

유방암, 위암, 폐암 등 암환자들에게 효과적

운동요법

가벼운 기공, 요가, 필라테스, 근력 운동이 암치료 성공률 높임

연구에 따르면 운동 면역 기능 향상 & 재발률 감소

명상&심리치료

불안, 우울증, 스트레스 완화 → 면역력 강화&치료 순응도 증가

하버드 연구에서 암 환자의 수면 질 개선&삶의 질 향상 효과 입증

식이요법

'항산화 음식(베리류, 녹색 채소, 강황 등)'이 치료 효과에 도움

당분 & 가공식품 섭취 줄이고 항암 식단 권장

한약 및 보조제

생강, 인삼, 강황 등이 항암 보조 효과(단, 의사 상담 필수)

대표 연구 : 생강이 화학요법 유발 구토 완화에 효과적

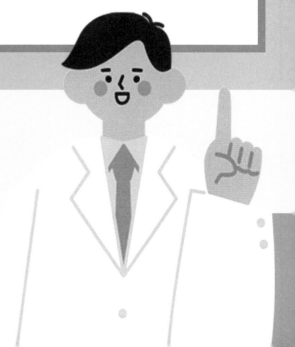

5장 |
자킴 센터에서
만난 사람들

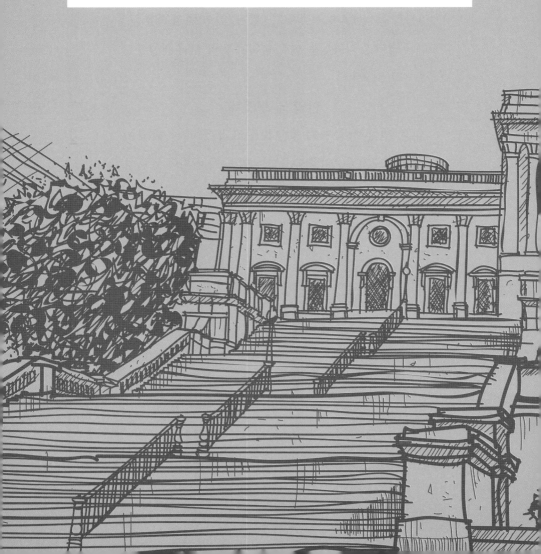

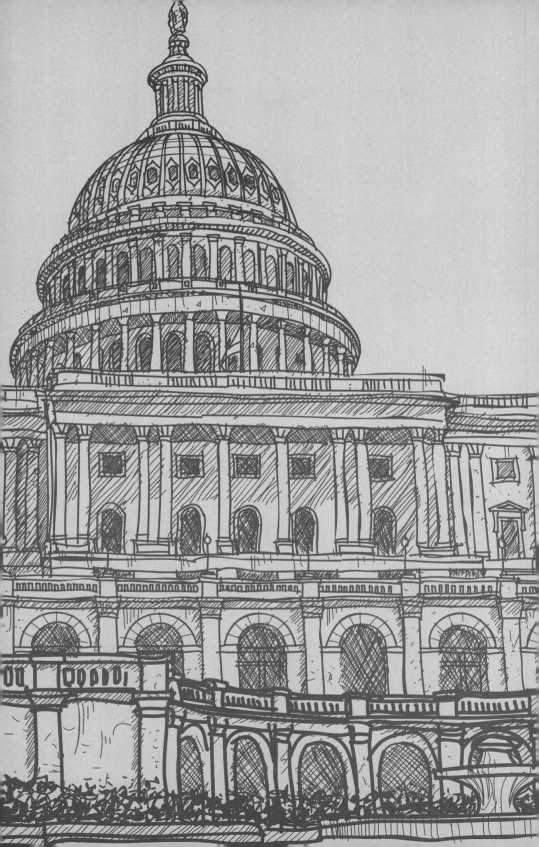

자킴 센터 센터장인 운동의 여왕,
제니퍼 리기벨

　제니퍼 리기벨 박사는 세인트루이스에 있는 워싱턴 대학에서 의학 학사 학위를 취득한 후, 매사추세츠 종합병원에서 내과 전공을, 다나파버 암연구소에서 의학 종양학 펠로우십을 거쳐 현재 하버드 의과대학 교수, 자킴 센터 소장, 자킴 웰빙 센터 센터장을 맡고 있다. 그녀의 연구는 '유방암 여성의 암 관련 결과에 대한 생활방식 개선의 효능'에 초점을 맞추고 있다. 그녀는 '암 진단 후 운동 및 체중 감량 개입이 환자의 삶의 질과 증상에 미치는 영향'을 관찰하는 여러 연구를 수행했으며, 현재 3,000명 이상의 초기 유방암 여성을 대상으로 '체중 감량 개입이 질병 재발 위험에 미치는 영향'을 평가하는 미국 국립암연구소 연구비 지원 3상 임상시험을 이끌고 있다. 리기벨 박사는 암 진단 후 건강한 생활방식 개선을 촉진하는 데 도움이 되는 환자 및 의사를 위한 매뉴얼을 개발하는 미국 임상종양학회 에너지 균형 소위원회의 의장직 또한 수행 중이다.

"'대체 치료법'이란 화학요법이나 수술 또는 방사선과 같은 기존 치료법을 대신하는 치료법으로 실제 암을 치료한다는 근거는 많지 않습니다. 하지만 침술이나 마사지와 같은 '보조적인 치료법'이 암의 부작용을 치료하는 데 도움이 될 수 있다는 근거는 많이 있습니다. '통합치료'에서는 이를 전체 치료 계획의 일부로 생각합니다. 우리는 환자의 질병을 돌보는 것뿐만 아니라 환자를 더 튼튼하게 관리하고 치료를 통해 더 빨리 회복할 수 있도록 돕기 위해 환자를 총체적으로 치료하는 방법에 대해 생각하고 있습니다. 통합치료가 무엇인지에 대한 교과서적인 답은 없습니다. 일반적으로 이러한 치료법은 질병보다는 사람에게 초점을 맞춘 치료법입니다. 다양한 양식을 통합할 수 있습니다. 음식을 섭취하는 것일 수도 있고, 운동에 함께 참여하는 것일 수도 있습니다. 또한 침술과 같이 시술자가 제공하는 것일 수도 있습니다. 기도 또한 포함됩니다."

그녀는 통합치료에 대한 강한 긍정적인 마인드를 가지고 있으며, 이를 환자들에게 적용하기 위한 부단한 노력을 기울이고 있다.

"일반적으로 침술, 마사지, 음악 및 미술치료, 마음챙김, 명상, 다양한 유형의 식사, 다양한 유형의 운동 등 조금 더 구체적인 목록이 요구됩니다. 하지만 이러한 유형의 지지요법들은 한 가지로 모두에게 적용할 수는 없으며, 이 환자에게 필요한 것이 저 환자에게 맞지 않는 경우는 종종 발생하고 있습니다. 가장 잘 연구된 통합적인 방식은 침술과 요가이며, 실제로 화학요법 치료 중에 침을 맞은 사람들이 메스꺼움을 덜 느낀다는 임상시험 결과도 있습니다. 손발 저림, 피로 등 치료가 중단되더라도 사라지지 않는 문제와 부작용이 장기화될 때 침을 맞는 것이 완화에 크게 도움이 될 수 있다는 연구 결과도 있습니다."

그녀의 연구는 신체 활동 및 체중과 같은 에너지 균형 요인이 암 발생 위험과 치료 결과에 미치는 영향에 초점을 맞추고 있다. 즉, '체중 감소 및 신체 활동 증가를 포함한 에너지 균형 개입이 암 재발과 생존에 미치는 영향'을 평가하고 임상 실전에서 이를 적용하는 가장 좋은 방법을 결정하는 것이다.

높은 강도의 신체 활동은 유방암 발병 위험 감소와 관련이 있지만, 운동이 유방암에 영향을 미칠 수 있는 과정은 아직 충분히 알려져 있지 않다. 운동은 유방 조직에서 면역 체계를 활성화하는 것으로 밝혀졌다. 리기벨 박사는 운동 중 근육에서 방출되는 물질인 '이리신(Irisin, 운동 호르몬)'이 면역 체계 활성화를 통해 잠재적으로 유방암 발병을 늦춘다는 사실을 입증했다.[*]

또한 리기벨 박사의 연구는 운동, 이리신, 유방암 발병기전을 근거중심으로 통합하여, 운동이 유방암과 같은 질병 위험을 낮출 수 있는 경

---

* Brown JC, Spielmann G, Yang S et al. Effects of exercise or metformin on myokine concentrations in patients with breast and colorectal cancer: A phase II multi-centre factorial randomized trial. J Cachexia Sarcopenia Muscle. 2024 Aug;15(4):1520-1527. doi: 10.1002/jcsm.13509

로를 더 잘 이해하기 위해 치밀유방을 가진 유방암 고위험군 여성을 대상으로 임상시험을 준비 중이다. 12주간의 운동 프로그램 또는 대조군 참가 전후에 양성 유방 조직 생검과 순환 이리신 수치에 대한 평가를 받게 되며, 이를 통해 운동이 순환 이리신뿐만 아니라 비암성 유방 조직의 면역 및 증식 마커에 미치는 영향을 평가할 수 있게 된다. 또한 그녀는 유방 조직의 면역 및 증식 마커의 변화와 이리신의 변화 사이의 관계도 탐구할 예정인데, 이러한 연구는 운동을 통해 유방암 위험을 줄일 수 있는 기전을 결정하고 유방암을 예방할 수 있는 약물 개발의 새로운 목표를 찾는 데 도움이 될 것으로 보인다.

통합암치료의 여전사,
팅 바오

팅 바오 박사는 자킴 센터의 공동 책임자이자 전 통합암학회 회장,
현 통합암학회 교육위원회 공동 위원장이다. 2014~2023년까지 메모
리얼 슬론 케터링 암센터 통합의학 및 유방의학 부서 교수진으로, 그리
고 통합 유방종양학 프로그램 책임자로 재직했다. 그녀는 다나파버 이
사회에서 인증한 유방종양 전문의이자 의료침술사이며, 또한 통합의학
의사이다. 그녀는 암환자의 삶의 질을 개선하고 치료 및 질병 관련 증
상을 해결하기 위해 침술과 요가의 안전성, 효과, 근본적인 메커니즘을
연구하는 여러 임상시험을 수행하였다. 이러한 임상 및 연구 전문성을
바탕으로 국립암연구소의 자문 및 보완대체의학 편집위원회 위원직을
맡고 있다. 또 종양 증상 중재 위원회의 위원이며 종양침술 및 암 보완
대체의학에 대한 워크숍을 진행하는 연자 및 패널로도 활동하고 있다.

팅 바오는 중국 베이징에서 태어나고 자랐다. 그녀는 의사가 되기 위
한 경력에 필수적인 교양 교육을 받기 위해 20대 초반 미국에 와서 매

사추세츠주 웨즐리 대학(Wellesley College) 생명공학부에 입학하였다. 워싱턴 DC 침구 클리닉에서 처음 아르바이트한 것은 웨즐리 대학 3학년 때의 여름이었다. 이 시기에 그녀는 전통적 치료와 한약이 암치료 과정 중 환자에게 얼마나 도움이 될 수 있는지를 가까이서 지켜볼 수 있었다. 이러한 경험은 바오에게 깊은 인상을 남겼으며, 다양한 체험을 여러 환자에게 직접 들어보기도 했다.

"이러한 환자 경험 덕분에 미래를 보았습니다. 침술과 기타 통합의학을 종양 치료에 결합함으로써 암환자의 삶의 질을 개선하고 치료 순응도를 높여 최종적으로 더 오래 살 수 있도록 도울 수 있다는 것을 말이죠."

1990년대 후반, 일부 미국의 병원들에서 침술, 약초 보충제 및 레이키 및 명상과 같은 통합치료법들이 제공되었다. 하지만 환자들은 종종 종양 전문의들이 이러한 치료가 암치료 관련 통증, 메스꺼움 등등 암 관련 부작용을 완화하는 데 어떤 잠재적 이점이 있는지에 대한 지식이 부족한 것 같아 실망했다고 토로했다.

"의사가 화학요법, 방사선, 수술에 집중하는 동안 환자들은 스스로 통합치료법을 찾고 시도하였습니다. 그들은 지침이 필요하다고 말하곤 했어요."

그때 팅 바오는 자신이 무엇을 트레이닝 받아야 할지를 깨닫게 되었다. 동양의학과 서양의학에 모두 정통함으로써 미래의 환자들에게 2가지 의학의 장점을 모두 제공하는 것이었다. 이 깨달음으로 그녀는 유방암 전문의, 의료침술사, 통합의학 의사가 되었고, 결국 현재 하버드 다나파버 자킴 센터의 공동 책임자로 일하게 된 것이다.

"한 달에 200명의 환자를 치료하는 침술사에게 배웠는데, 그중 절반이 암환자였습니다. 저는 친척 중 4명이 암으로 사망했고, 이미 스스로가 종양 전문의가 되고 싶어 한다는 것을 알고 있었습니다. 아직 암에 대해 잘 알려지지 않은 것들이 너무도 많았고, 저는 무언가에 대해 모르면 모를수록 정말로 더 많이 배우고 싶어 하는 사람입니다."

침술사의 진료실에서 경험한 것들에서 영감을 얻은 그녀는 볼티모어의 존스 홉킨스 의과대학에 재학하는 동안 계속 침술사를 쫓아다니면서 공부했다. 그런 다음, 존스 홉킨스에서 수련하는 중에도 선택적 순환 근무와 휴가를 이용해 의료침술사 자격증을 취득했다.

"이는 의사에게만 제공되는 강좌였습니다. 통증 완화를 위한 침술에 대해 많은 일반의, 정형외과 전문의, 마취과 전문의가 배우는 것을 보았지만 종양 전문의는 많지 않았습니다."

팅 바오는 홉킨스 시드니 킴멜 종합암센터에서 유방종양학 펠로우십을 마친 후, 메릴랜드 대학에서 석사 학위를 취득하여 그린바움 암센터 및 통합의학센터의 공동 교수로 재직했다. 2014년 메모리얼 슬론 케터링 암센터로 자리를 옮긴 팅 바오는 암환자의 삶의 질과 증상 개선에 통합치료의 이점을 전파하는 국제적으로 유명한 강사이자 패널로 활동했다. 2020~2021년까지는 국제 통합암학회 회장을 역임했으며, 메모리얼 슬론 케터링 암센터 통합의학 및 유방의학 서비스 부문 교수로 10년간 근무한 후, 2023년 8월 드디어 이곳 자킴 센터의 공동센터 장으로 자리를 옮겼다. 그녀를 공동센터장으로 영입한 자킴 센터의 제니퍼 리기벨 센터장은 다음과 같이 말했다.

"팅 바오는 환자, 질병, 치료 부작용에 대한 총체적이고 포괄적인 관점을 제시하는 정말로 독특한 배경을 가지고 있습니다. 그녀는 숙련된 임상연구자일 뿐만 아니라 침술 및 기타 통합치료가 유익한 효과를 발휘하는 생물학적 기전 또한 연구하고 있습니다. 그녀의 연구와 리더십은 자킴 센터가 환자들에게 근거 기반 통합치료법을 제공하고 암환자들에 대한 최적의 통합치료법 적용을 결정하기 위한 연구를 수행한다는 사명을 지속적으로 완수하는 데 중요한 역할을 할 것입니다."

이러한 노력을 통해 그녀는 현재 200~300명의 환자를 대상으로 항암제 유발 말초신경병증 치료를 위한 침술에 대한 3상 무작위 대조군시험, 암 생존자의 항암제 유발 말초신경병증의 증상을 경감하고 낙상 위험을 줄이는 요가의 효능을 조사하는 3상 무작위 대조군시험 등 2

건의 대규모 다기관 연구를 진행하고 있다. 그녀는 두 임상시험 모두 2025년에 종료될 예정이며, 기존의 관행을 송두리째 바꿀 수 있는 근거를 가지게 될 것이라고 이야기한다.

또한 그녀는 다양한 암환자들에게 통합의학 상담 서비스를 제공하고 있다. 심리종양학 및 완화의료를 비롯한 다양한 다나파버 암센터 및 클리닉과 정기적으로 협력함으로써 특정 암환자들을 위해 설계된 통합치료 프로젝트를 진행하고 있다. 심리종양학 및 완화의료 센터장인 제임스 툴스키 박사는 다음과 같이 말한다.

"팅 바오 박사는 자킴 센터의 프로그램 홍보대사 역할을 하고 통합치료 컨설팅을 위한 환자 접근성을 높이는 등 자킴 센터에서 훌륭한 역할을 하고 있습니다. 그녀는 또한 여러 심리종양학 및 완화의료 교수진과 적극적으로 연구 협력을 모색해왔습니다. 그녀의 적극적인 파트너십에 감사드립니다."

팅 바오는 이러한 파트너십과 공동 연구를 통해 통합치료 분야를 계속 발전시키는 미래를 그려나가고 있는 중이다.

종양 침구학이라는 분야를
창설한 웨이동 루

　웨이동 루 박사는 자킴 센터의 종양 침술 팀장, 하버드 다나파버 암 연구소의 수석 연구원, 중의학 연구부서의 책임 연구원이다. 그는 또한 하버드 의과대학의 의학 강사이며 매사추세츠주 뉴튼에 있는 뉴잉글랜드 침술 학교의 중의학 교수이기도 하다. 그는 저장 중의대에서 중의학 석사, 하버드 공중보건대학에서 보건학 석사, 베이징 중의대에서 통합 의학 박사 학위를 취득했다.

　그는 자킴 센터가 설립된 2000년부터 지금까지 자킴 센터에서 침치료를 담당하고 있으며, 환자들에게 전통 한의학 이론보다는 서양의학 이론과 임상연구 결과를 토대로 한 근거중심의학적 침치료를 제공하고 있다. 이러한 방식은 환자들에게 안전하고 효과적이며, 과학적이고 표준화된 치료를 제공하고, 또 한의학과 서양의학 각각의 장점을 살린 통합치료를 설계하기 위한 것이다. 그는 20여 년 전부터 '종양 침술학 (Oncology Acupuncture)'이라는 전문 분야를 창설했으며, 이곳 다나파버 자킴 센터에서 여러 명의 종양 침술사로 구성된 팀을 이끌고 있다. 그는 임상 실무 외에도 암환자의 증상 관리를 위해 미국 국립보건원이 연구 자금을 지원하는 침술 임상시험을 수행하는 수석 연구원이기도 하다.

그는 버나드 오셔 재단의 미국 국립보완대체의학센터 실무자 연구 개발상을 최초로 수상하기도 했다. 또한 국제 통합암학회(SIO) 연구위원 회 위원 및 미국 임상종양학회 위원직을 수행 중이다. 그는 통합의학, 특히 통합종양학 분야에서 연구에 전념하고 있다. 그의 연구는 종양 침 술 전문 분야의 개발 및 임상연구, 침술과 한약을 포함한 통합의학을 활용한 증상 관리 및 지지 치료, 한약-양약 상호 작용, 종양 임상시험 설계 및 수행에 중점을 두고 있다.

필자와 웨이동 루와의 첫 만남은 2004년으로 거슬러 올라간다. 뉴 욕에서 처음 개최된 국제 통합암학회에서 그는 다나파버 자킴 센터의 멤버로 학회에 참가하였다. 그는 1990년 미국으로 와서 이곳 보스턴 에 자리를 잡고 뉴잉글랜드 침술학원을 중심으로 활동을 하였다. 이후 다나파버 자킴 센터가 설립되면서부터 여기서 근무하기 시작하여 벌써 25년이 흐른 것이다.

그는 한국과도 다양한 교류를 하였는데, 내가 그를 2009년 제천 국 제 통합학술대회에 초청연자로 초청한 바 있고 이때 대전대 한의대 학 생이었던 유리나 한의사가 웨이동 루를 방문하여 일주일간 자킴 센터 를 견학하기도 했다. 또 대구한의대와 대구가톨릭대가 만든 통합의료 진흥원에서 진행하는 공동 연구를 수행하기도 했고, 관련 학술대회 참 석을 위해 대구에도 여러 번 방문하였다. 하지만 그와 가장 많이 만나게 된 계기가 된 것은 단연 국제 통합암학회에서였다. 그는 암환자에 대한 침치료의 표준을 만들기 위해 노력했고, 또 국제 인증서 발급도 추진하고 있다.

"처음에 미국에 왔을 때는 암환자에게 침을 놓는다는 사실이 잘 받아들여지지 않았어요. 익숙하지 않았던 거지요. 하지만 이제 침치료는 누구나 알다시피 더 이상 중국 것이 아닌 전 세계의 것이 되었어요. 특히 암환자 증상 관리에 대한 그 효능이 알려지게 되면서 점점 더 많은 암환자들이 이곳 미국에서 침치료를 선택하게 된 거죠."

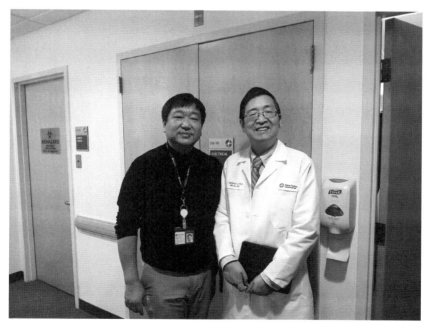

〈웨이동 루의 진료실 앞에서〉

미국으로 건너와 이곳 하버드 자킴 센터를 기반으로 '종양 침구학'이라는 분야를 창출해낸 그의 노력 덕분에 점점 더 많은 암환자들이 침치료의 혜택을 받게 되었다. 그의 말대로 침치료는 더 이상 동양의 것만이 아닌, 전 세계 환자들의 것이 된 것이다. 이처럼 과학화·세계화의 과정을 통해 통합의학이 암으로 고통받는 환자들을 위해 더욱 적극적으로 사용되어지길 기원하는 바이다.

태극권과 기공의 대가,
라멜 '라미' 론스

　처음 만난 라미의 인상은 푸근한 동네 아저씨 같았다. 교육을 할 때는 미리 의자를 배치해놓고 또 몸으로 하는 봉사활동은 솔선수범하는 그런 스타일 말이다. 라미는 본인이 여기 통합의학 프로그램 부서에 제일 오랫동안 근무한 사람들 중 하나라고 했는데, 그게 2004년부터니 내가 처음 다나파버를 방문했을 때부터였던 것이다. 그와 그때는 만나지 못했지만, 20년이 지난 지금에야 비로소 만났고, 시간이 정말 빨리 지나갔다는 등 담소를 종종 나눌 정도로 친해졌다.

　라미는 미국과 중국에서 금메달을 획득한 수상 경력에 빛나는 무술가이다. 태극권, 기공, 명상 수업을 20년 가까이 진행한 경험을 바탕으로 암, 관절염, 섬유근육통, 노화, 부상, 스트레스 등의 질환을 앓고 있는 사람들을 돕는 데 주력하고 있다. 라미는 하버드와 터프츠 의과대학에서 심신 치료 상담가로 활동하고 있으며, 여러 권의 책의 저자이기도 하다. 그는 자킴 센터에서 근무하는 것 외에도 전 세계의 병원, 기관, 학교에서 태극권, 기공, 명상 철학의 기법을 강의 및 지도하고 있다.

"제 환자들은 진단받은 지 얼마 되지 않은 경우부터 말기 생존자까지 다양합니다. 이들은 모두 암 여정의 모든 단계에서 혜택을 누릴 수 있습니다."

라미는 기공, 태극권, 명상이 오십견, 만성 통증, 관절 통증, 요통, 편두통, 골다공증과 같은 증상을 관리하는 데 도움이 될 수 있다고 말한다.

"처음 시작했을 때는 대체요법이라고 불렸지만, 지금은 통합의료로 바뀌어서 더 적합하다고 생각합니다."

그의 수업은 자킴 센터에서 제공하는 광범위한 치료 프로그램 중 중요한 부분을 차지한다. 다나파버에서 20년을 근무하고 60세가 넘은 라미는 10대 시절에 이스라엘에서 태극권을 배웠다. 그는 육상 분야에서 매우 활발하게 활동했지만, 반복적인 부비동염 및 소화기 문제와 함께 지속적인 목과 허리 통증을 겪었다. 의사들이 이러한 증상의 원인을 파악하지 못하자 그의 어머니는 그를 침술사에게 데리고 갔다.

"70년대에는 아무도 유연성에 초점을 맞추지 않았습니다. 요가는 서양에서 인기가 없었습니다. 누구도 제 문제점을 파악하지 못했습니다. 침술사는 저를 테이블에 눕히고 무릎을 가슴까지 밀어 올리려고 시도

했지만, 절반에도 도달하지 못했습니다. 그는 즉시 '아, 여기 문제가 있습니다'라고 말했습니다."

침술 전문가는 라미의 유연성을 개선하는 방법을 연구하기 시작했고, 그를 쿵후, 기공, 태극권을 가르치는 친구에게 소개했다. 라미는 곧바로 이러한 것들과 사랑에 빠졌고, 이스라엘에서 몇 년간 수련한 후 보스턴으로 건너가 쿵후, 기공, 태극권의 대가인 윙밍 양(Wingming Yang) 박사 밑에서 공부했다. 라미는 처음에는 태극권과 기공의 치유 수련에는 관심이 없었다고 했다.

"수련을 시작했을 때는 어렸을 적이었습니다. 저는 느린 것에는 그다지 관심이 없었습니다. 쿵후 무술과 싸움 기술을 배우고 싶었습니다. 당시 브루스 리는 큰 인기를 끌었습니다. 하지만 선생님은 수련 시작 전과 수련 마친 후 45분 동안 명상을 해야만 무술을 가르쳐주겠다고 했습니다."

혹독한 훈련 이후 라미는 성공적인 파이터가 되었고, 중국에서 열린 대회에서 우승하기도 했지만, 이후 이러한 전통적인 무도의 내면에는 보다 많은 것이 있다는 사실을 알게 되었다.

"어느 날 선생님은 '잘 싸우려면 잘 치료하는 법을 배워야 한다'라고 말씀하셨습니다."

이러한 대화를 통해 라미는 새로운 길을 걷게 되었다. 태극권과 기공의 치유 특성을 알게 된 그는 이를 직접 가르치기 시작했다. 이 주제에 관한 두 권의 기공·태극권 도서인 《일출 태극권》과 《일몰 태극권》을 출간한 후, 라미는 다나파버 및 이 지역의 다른 의료기관에서 수업을 진행하기 시작하였다.

"저는 태극권과 기공을 '심화된 운동'이라고 부릅니다. 서양식 운동을 할 때와 같은 방식으로 운동을 하면서도 호흡과 마음에 집중하는 것을 통합합니다."

라미는 신체적 웰빙 및 정신적·영적 건강을 증진시킴으로써 진단이 어려운 경우나 치료 계획을 세우기 어려운 경우 이를 극복하는 데 도움을 준다.

"긍정적인 사고와 영성에 대한 접촉은 의료적 측면에서도 상당히 큰 도움이 될 수 있습니다."

라미는 태극권, 기공, 명상이 다나파버의 교수들과 직원들에게도 도움이 될 수 있다고 말한다.

"우리 중 상당수는 종일 컴퓨터 앞에 앉아 있습니다. 이는 올바른 신체 자세를 유지하는데 해로울 수 있습니다. 직원들이 태극권과 기공을 정기적으로 수련할 때 가장 먼저 얻을 수 있는 이점은 이러한 문제를 해결할 수 있는 유연성과 근력을 향상시킬 수 있다는 것입니다."

그는 또한 기공과 태극권이 정신적·영적으로도 도움이 될 수 있다고 말한다.

"제 수업은 업무의 일상적인 스트레스 요인을 해결하는 데 도움이 될 수 있습니다. 마음을 진정시키고 스트레스를 줄이는 능력, 즉 제가 말하는 '선(仙)과 하나가 되어라'는 것은 외부의 압박에 더 효과적인 방식으로 대처하고 더 나은 결정을 내리는 데 도움이 될 것입니다."

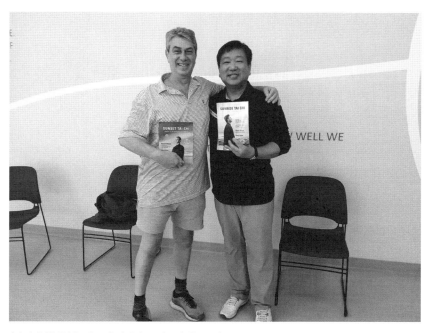

〈라미의 책 《일출 태극권》과 《일몰 태극권》을 들고〉

명상을 통해 통합의료를 실현하는
패트리시아 마틴 아카리

"우리 어디서 만나지 않았었나요? 아! 2015년 보스턴 SIO에 참가한
적 있었지요? 웨이동 루의 친한 친구였잖아요."

이곳 자킴 센터에서 패트리시아 아카리 박사(패티)와의 첫 만남은 그
녀가 나를 먼저 알아보는 것으로 시작되었다. 즉, 구면인 셈이다. 그녀
는 당시 명상 분야에서 좌장을 맡아 세션을 진행했다. 그녀는 자킴 센
터의 명상 및 마음챙김 프로그램 관리자이자 보스턴 대학의 연구원으
로서, 환자, 직원과 학생을 위한 새로운 명상, 마음챙김 및 마음체 회복
력 프로그램을 개발했다.

또한 다나파버 레이키(명상법 중 하나) 자원봉사 프로그램의 설계 및 실
행도 담당하고 있다. 보스턴 대학교에서 간호학 학사 및 석사 학위를,
보스턴 간호대학원에서 박사 학위를 받았다. 이전에는 벤슨 헨리 정신
의학연구소의 프로그램 책임자와 매사추세츠 종합병원의 간호사 과학

자로도 근무했다. 그녀는 통합 간호학 임상 간호 전문가로 이사회 인증을 받았으며, 20년 이상 임상, 교육 및 연구 역량 분야에서 통합 간호 업무를 수행해왔다. 연구 관심 분야는 레이키, 마음챙김 명상 및 회복력 개발 등이다.

패티는 매사추세츠 종합병원에서 심장 관리 간호사로 경력을 시작했지만, 곧 흡연, 비만, 스트레스가 많은 직업 등 교정이 가능한 위험 요소들로 인해 수술 결과가 악화되는 것을 보았고, 이들을 치료에만 의존할 것이 아니라 보다 건강한 행동을 채택할 수 있도록 돕고 싶다고 생각했다.

"건강 증진에 관한 관심이 초창기였던 1980년대 중반이었습니다. 보스턴 대학교 대학원에 입학하면서 허버트 벤슨(Herbert Benson) 박사에 대해 알게 되었는데, 그는 사람들에게 명상하는 방법과 스트레스 요인을 교정하는 방법을 가르치면 보다 나은 결과로 이어진다는 사실을 알려주었습니다. '바로 이것이야'라고 생각했고, 재학 중에 벤슨 박사와 함께 일하기 시작했습니다."

보스턴 대학원에서 간호실무 석사 학위를 취득한 패티는 매사추세츠 종합병원의 벤슨-헨리 정신건강의학 연구소에서 18년간 근무했으며, 간호학 박사 학위를 취득한 후에는 2013년 다나파버 자킴 센터로 오게 되었다. 또한 마음챙김 및 명상 프로그램 외에도 다나파버 환자를 위한 레이키 명상 프로그램을 개발하고 실행했다.

"싸움이나 비행 등에 대응하는 신체의 선천적 능력을 이완 반응이라고 해요. 이완 반응은 교감 신경계의 영향에 대응하기 위해 부교감 신경계에서 시작됩니다. 이런 이론을 통해 명상이 어떻게 작동하는지에 대한 기전을 설명하고 의료 모델 내의 학문으로 자리 잡을 수 있게 되었지요."

암이나 인생의 수많은 도전을 감당할 때마다 압도당한다고 느껴질 때가 있다. 감정은 고조되고 에너지는 저하된다. 절망적인 상황인 것이다. 이러한 시기에 점점 더 많은 다나파버 환자, 간병인, 직원들은 패트리시아 박사에게 배우는 교훈과 기술에 의존하고 있다.

자킴 통합치료 및 건강한 삶 센터의 명상 및 마음챙김 프로그램 매니저인 패티는 스트레스 관리 및 회복력 기술을 구축하는 데 도움이 되는 개인 및 그룹 기반 수업과 프로그램, 즉 환자와 간병인을 위한 심신 회복 프로그램, 직원들을 위한 프로그램, 매주 여러 차례의 직원 방문 및 환자 전용 명상 세션, 환자들과 심신 회복력과 통합 건강의 원칙을 적용한 책에 관해 토론하는 심신 책 토론 프로그램 등을 만들어서 이끌어나가고 있다.

"명상, 인지 행동 전략, 긍정적 심리학 연구와 같은 긍정적 심리학 운동에 대해 잘 알고 계신가요? 저는 이러한 모든 요법들을 8주간의 프로그램에 집어넣고 환자들이 이러한 기술을 습득하여 증상을 관리할 수 있도록 돕기 위해 전달했습니다. 또 스트레스는 불임 비율과 상당한 상관관계가 있습니다. 저는 불임을 겪고 있는 여성을 위한 심신 중재 프로그램을 만들 수 있었습니다."

코로나19 팬데믹으로 인해 수업이 온라인으로 이동했는데, 패티는 줌 기반 라이브 세션과 웹 기반 프로그램을 결합하여 그 어느 때보다 많은 사람들에게 다가갈 수 있었다. 처음에는 프로그램에 직접 참석할 수 없는 사람들과의 연계성이 줄어들 것을 우려했지만, 실제로 참가자들이 화면상에서 감정을 열고 공유하기가 더 쉬워지고 있다는 것을 알게 되었다.

그녀는 다나파버에서 11년간 근무하면서 명상에 기반을 둔 이러한 통합 프로그램을 만드는 데 최선을 다했다. 자킴에 있는 암환자들이 열린 마음과 관심을 가지고 배우고자 하는 의지가 놀라웠고, 이러한 전략을 그들의 삶과 건강 행동에 실제로 적용할 수 있게 된 것이 그녀에게는 큰 보람이라고 했다.

"암환자들은 여러분과 함께 보다 높은 삶의 질을 찾기 위해 노력하고 있기에 더 특별하다는 사실을 알게 되었습니다. 암환자들이 자신의 소중한 부분을 인생의 어려운 시기에 가져올 수 있는 이러한 방식을 통해 치유되기를 기원합니다."

아쉽게도 패티는 내가 근무하는 시기였던 10월까지만 자킴 센터에서 근무를 하고 떠났다. 우선은 좀 휴식 기간을 가지고 로드아일랜드 대학교에서 통합의학 박사과정을 만드는 데 합류하는 것을 적극적으로 고려 중이라고 했다. 통합의학 분야에서 그녀의 제2의 인생이 꽃피길 기대해본다.

암환자 먹거리의 희망,
크리스티나 콘테

크리스티나 콘테는 자킴 센터의 영양 코디네이터이다. 그녀는 인증된 영양사 및 건강 코치로서 환자들이 건강 목표를 달성할 수 있도록 돕는다. 그녀는 주로 온라인 수업을 통해 의료 관련 영양 수업을 진행하고, 또 쿠킹 클래스 등을 통해 음식 만드는 법을 알려준다.

그녀는 코네티컷주에서 태어났는데 어렸을 때부터 음식 만드는 것을 좋아했다. 특히 할머니 덕분에 요리를 좋은 재료 준비부터 하는 데 익숙해져 있다.

"할머니는 어떤 음식 재료를 골라야 하는지 이야기해주시곤 했어요. 이때 음식에 대해 친근함을 느꼈고 어떻게 개인적으로 접근해야 하는지, 얼마나 훌륭하고 영양가 있는 음식인지 등에 대해 깊은 인상을 받았습니다."

그녀는 '영양과 음식'에 관심이 많았고 댈러웨어 대학교에서 영양학을 전공했으며, 인턴쉽 등을 통해 암환자들을 접해보았다고 한다.

"암환자들과 관계를 구축할 수 있는 기회를 통해 암환자들과 함께할 수 있어서 정말 좋았습니다. 그들은 인생에서 매우 힘든 시기를 거치고 있었고, 우리가 제공하는 모든 정보에 대해 감사를 표했습니다."

크리스티나는 2017년 다나파버에서 제니퍼 리기벨과 함께하는 유방암 체중 감량 연구에 관한 건강 및 웰니스 코치로 경력을 시작했다. 수술, 화학요법, 방사선치료는 다양한 방법으로 환자의 식습관에 영향을 미친다. 배변 습관, 기분 및 미각과 후각의 변화를 유발하고 메스꺼움에 따른 식욕 감소도 발생할 수 있다.

크리스티나의 주된 역할은 환자와 간병인이 이러한 문제를 해결하고 쉽게 실행할 수 있는 방법을 찾는 데 도움을 주는 것이다. 하지만 그녀와 같은 영양사들의 관심은 신체적인 식습관뿐만 아니라 복잡한 정서적 고려사항도 포함한다.

"새롭게 암 진단을 받은 많은 환자들이 음식에 대해 걱정하고 두려워합니다. 그들은 인터넷을 통해 '붉은색 고기는 먹을 수 없다', '설탕은 암의 먹이가 된다' 등의 잘못된 정보를 얻곤 합니다."

이 모든 것들이 원하지 않는 식단과 스트레스로 이어질 수 있으며,

그녀는 이러한 문제를 해결하려고 노력한다. 예를 들어, 그녀는 운동 트레이닝에 대한 지식을 가지고 있어 이를 활용하기도 하는 등 환자에게 가장 적합한 접근 방식과 권장 사항을 파악하기 위해 환자들의 말을 경청하려고 노력한다.

"제가 하는 일 중 하나는 사람들이 암 영양에 대한 우리의 지식을 해석하고 자신의 삶에 적용할 수 있도록 돕는 것입니다."

지난 몇 년 동안 크리스티나는 암환자의 영양식단 온라인 프로그램을 제작했다. 그녀는 줌을 통해 온라인 강좌를 진행하고, 라이브 스트리밍 요리 시연을 제공하며, 자킴 센터의 팟캐스트 방송인 '암환자의 식사'를 진행하기도 한다.

"환자들이 온라인으로 자킴 영양 프로그램에 접속할 수 있게 되어 매우 기쁩니다. 전 세계에 거주하는 다나파버의 암환자들이 연락을 주고 있습니다. 훨씬 더 범위가 넓어진 거지요."

그녀가 원하는 것은 암환자들이 음식에 관한 올바른 정보를 습득하고, 이를 생활 속에 잘 적용하여 암치료 기간 동안 잘 극복하고, 이후의 재발을 예방하는 것이다. 따라서 자킴 통합의학센터의 역할은 점점 더 커질 것으로 그녀는 기대하고 있다.

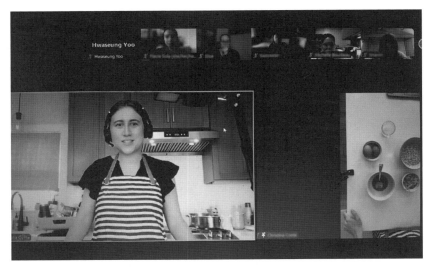

〈'고소한 오트밀 만들기' 온라인 수업을 진행하고 있는 크리스티나 콘테〉

자킴 영양사 크리스티나가 추천하는
암환자를 위한 레시피 예시
고소한 오트밀 만들기

재료

- 중간 크기의 미니양파(샬롯) 1개
- ¼ 컵 레드와인 식초
- 냉동 전자레인지용 다진 땅콩호박 30g

- ¼ 티스푼 소금
- 말린 귀리 1컵
- 저염 간장 2큰술
- 달걀 2개

방법

1. 중간 크기의 냄비에 물 2컵을 넣고 센 불에서 끓입니다.
2. 귀리와 ¼ 티스푼 소금을 넣고 저어줍니다.
3. 불을 약하게 줄이고 귀리가 부드러워질 때까지 약 15분간 끓입니다.
4. 별도의 냄비에 찬물과 달걀 2개를 넣습니다. 달걀이 잠길 정도로 물이 충분한지 확인합니다. 이 냄비를 물이 끓을 때까지 가열합니다.
5. 냄비가 끓으면 불을 끄고 뚜껑을 덮은 채로 8분간 그대로 두세요.
6. 달걀이 익는 동안 귀리와 얇게 자른 미니양파를 레드와인 식초와 함께 버무립니다.
7. 중간 크기의 그릇에 찬물과 얼음을 채웁니다.
8. 냉동 땅콩 호박을 전자레인지에 넣고 패키지 지침에 따라 조리합니다.
9. 달걀을 8분간 그대로 두었으면, 뜨거운 물을 조심스럽게 따라내고는 찬물로 달걀을 헹굽니다. 그런 다음, 얼음물 통에 달걀을 넣습니다. 달걀이 식으면 흐르는 물과 함께 껍질을 벗깁니다.
10. 귀리를 2개의 그릇으로 나눠 담습니다.

11. 각 그릇에 간장 1큰술을 뿌립니다.
12. 각 그릇에 땅콩호박 ½, 샬롯 ½, 삶은 달걀 1개를 얹습니다.

주의사항

1. 글루텐이 없는 식단을 지키는 경우 글루텐이 없는 말린 귀리를 찾아 밀 제품으로 인한 교차 오염 위험이 없는 시설에서 귀리를 준비하세요.
2. 코코넛 아미노(야자나무 발효 수액과 소금을 섞어 만든 제품) 등으로 대체하여 글루텐이 없는 레시피를 만들 수도 있습니다.
3. 미니양파는 매울 수 있으므로 덜 매운 것을 원한다면 사용량을 자유롭게 조정하세요.
4. 이 레시피의 달걀 대신 닭고기나 두부와 같은 다른 단백질을 자유롭게 사용하세요.
5. 냉동 땅콩호박 대신 직접 만들고 싶다면 ½ 컵의 땅콩호박 1개와 올리브오일 2큰술을 섞은 다음 100도에서 25분간 오븐에 굽습니다.

운동치료 전문가,
낸시 캠벨

다나파버 쉘드워런 빌딩 5층에 위치한 자킴 센터 연구실에서 내 자리 바로 왼쪽에 낸시 캠벨이 있었다. 낸시 캠벨은 자킴 센터의 임상 운동 생리학자이자 운동 팀장이다. 낸시는 환자에게 맞춤형 운동 상담을 제공하고 여러 근력 운동 기반 운동 수업도 진행하고 있다. 낸시는 암 생존자를 위한 운동과 건강한 생활의 이점을 관찰하는 15건 이상의 연구에 참여하였다. 2005년부터 다나파버에 근무하고 있으며, 공인된 개인 트레이너 자격을 취득했고, 또 미국 스포츠 의학 대학 암 운동 트레이너 자격증을 보유하고 있다.

그녀가 처음 이곳에서 근무하게 된 계기는 이곳의 센터장인 제니퍼 리기벨과 공동 연구를 하면서부터였다. 특히 유방암환자에 대한 운동의 효능에 관한 연구를 많이 하였고, 그때부터 그녀의 수업에 참가해 10년 이상 유지하고 있는 환자의 수도 꽤 많다고 하였다. 나도 그녀의 수업에 참가한 적이 있었는데, 함께 참여한 미셸이라는 유방암 여성 환자는 이 수업을 통해 특히 불면증과 우울증 개선에 많은 효과를 보았다고 했다.

"우리 센터는 이곳에 오기 전에는 체육관 등을 빌려서 쓰기도 했는데, 이제는 안정적으로 이곳에서 수업을 진행할 수 있게 되었어요. 다만 최근 있었던 코로나 시국은 센터에 있어서 위기였지요. 우리는 지혜를 모아 온라인 수업으로 모든 프로그램들을 전환했고, 결과는 대성공이었어요. 개인적으로는 직접 만나 수업하는 것을 선호하지만, 온라인도 지역과 공간에 제한 없이 많은 환자들이 참여할 수 있어 좋은 것 같아요."

그녀는 현재 매주 1회의 참가 수업과 2회의 줌 수업을 운영 중이었으며, 그녀가 진행하는 수업에는 온라인으로는 평균 5~10명, 오프라인으로는 2~4명이 참가한다. 처음에는 가볍게 몸을 풀고 다음으로 의자와 매트를 이용해 근력을 강화하는 스쿼트, 런지 등의 동작을 진행한다. 그녀는 운동이 심장 및 근육 강화에 도움을 주어 암환자의 수술, 항암, 방사선치료의 부작용을 감소하는 데 효과가 있다고 했다. 다만 특히 유방암수술 후 보형물을 삽입한 경우에는 운동 방식이 제한적이고, 과도한 동작 범위를 포함하는 운동은 꼭 피해야 한다고 강조했다. 낸시는 그녀의 운동 프로그램이 모든 암환자들의 부작용 감소와 건강 회복에 도움이 되었으면 좋겠다며 환한 미소를 지으면서 인터뷰를 마무리했다.

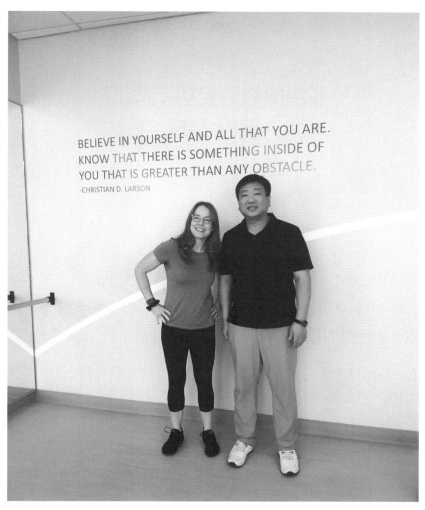

〈운동치료 전문가 낸시 캠벨과 함께 – 자킴 센터 벽에 붙어 있는 문구인 "네 안에는 장애물보다 더 대단한 것이 있음을 믿으라"는 문구가 인상적이다.〉

표현예술치료의 개척자,
메간 칼튼

　메간 칼튼은 자킴 센터의 표현예술 프로그램 매니저이며 공인 예술
치료사이자 면허를 가진 정신 건강 상담사이다. 그녀는 아이들을 키우
면서 표현예술치료에 관심을 가지게 되었다고 한다.

　"우리 애들은 어렸을 적 무척 거칠었어요. 집중도 잘 못 하고요. 글자
를 가르치려고 하면 펜을 던져버리기 일쑤였어요. 그런데 표현예술 프
로그램 중 선 따라 그리기를 시켜보니까 점점 좋아지더라고요. 그때부
터 이 치료에 관심을 가지게 된 거였죠."

　그녀는 뉴잉글랜드 미술치료협회의 공동회장을 맡았고, 레슬리 대
학교에서 표현치료학 석사 학위를 취득 후 임상 책임자, 임상 강사 등
을 역임했으며, 최근에는 레슬리 대학교 표현치료 대학원 과정의 교육
이사로 표현예술 인턴 교육을 담당했다.

"가족 중 할아버지와 엄마가 암으로 돌아가셨어요. 무척이나 슬펐죠. 그때 표현예술치료가 제 감정을 추스르는 데 많은 도움이 되었어요. 또 암환자들을 위한 표현예술치료에 좀 더 적극적으로 참여하게 된 것이지요."

매사추세츠 종합병원에서 10년간 전문적인 경력을 쌓은 그녀는 소아 및 성인 종양학 환자, 가족, 간병인과 전문적으로 협업하여 프로그램 개발, 예술치료 및 환경 예술 경험을 제공하는 전문적인 지식을 보유하고 있다. 그녀는 2023년 12월부터 자킴 센터에 합류하였으며, 정보를 바탕으로 하는 맞춤화되고, 창의적이며, 포용적일 뿐만 아니라 접근하기 쉬운 트라우마에 대한 표현예술 접근 방식을 만들었는데, 이는 개인 및 직업 생활의 원동력을 부여해줄 수 있다.

그녀의 임상 작업은 스스로의 장점, 회복력, 자기 연민, 스트레스 감소 및 웰빙 시스템을 포괄적으로 구축하면서 환자의 관심사와 요구를 충족하는 다중 모드 접근 방식을 통해 이루어진다. 그녀는 특히 마음챙김 명상에도 관심이 많은데, 크리스탈 싱잉볼을 이용하여 명상적인 요소들을 수업에 많이 활용하고 있다. 현재 그녀는 자킴 센터에서 환자들과의 심신 독서 토론, 책 읽기, 그림 따라 그리기, 현대 미술관에서 이루어지는 창의예술 아트 워크숍 등을 담당하고 있다.

요가와 필라테스는 내게로,
줄리아나 버필드

줄리아나는 숙련된 요가 및 피트니스 강사이자 개인 트레이너로서 건강, 웰빙, 피트니스에 대한 전문 지식을 가지고 있다. 그녀는 2000년부터 요가, 매트 필라테스, 에어로빅, 스텝, 킥복싱, 코어 강화, 근육 관리 등 다양한 운동 수업을 가르쳤으며, 2017년도부터 자킴 센터에 운동 강사로 합류하여 암환자들을 위한 요가와 피트니스 수업을 진행하고 있다.

"저는 학부 시절에 브라질에서 공부한 후, 퍼듀 대학교에서 박사 학위를 받았습니다. 그다음에는 캘리포니아 리버사이드 대학에서 박사후 과정을 마치고 보스턴으로 왔습니다. 저는 학부에서 생물학을 배웠고, 대학원에서 인체 해부학 박사를 취득했는데 항상 운동을 하고 있었기 때문에 운동과 관련한 자격증을 취득하고 관련된 일을 시작한 것이죠. 처음에는 브리검 여성병원 치료방사선과에서 연구 행정 업무를 하다가 점점 피트니스, 요가, 근력 훈련, 코어, 스텝, 킥복싱 등을 가르치게 되었어요. 그리고 나중에 요가로 전환하기 시작했어요. 요가, 암 요가, 암 운동 전문가, 시니어 피트니스 전문가 자격증을 더 많이 따기 시작하면서 그러다가 다나파버로 옮겨 리기벨 박사와 연구를 진행했고, 최근에는 팅 바오 박사와도 요가의 신경병증에 대한 효능 평가 임상연구를 함께 진행하고 있어요."

그녀는 코로나가 많은 것을 바꾸어놓았다고 말을 이어나갔다.

"코로나 이후에는 많은 것이 바뀌었어요. 일주일 만에 바로 줌 수업을 시작했는데 온라인 수업에 참석하는 사람이 대면 수업보다 10배나 더 많아졌어요. 대면 수업을 할 때는 면역력이 떨어진 암환자들이 참여하는 데 여러 제한이 있었지만, 온라인 이후에는 교통이나 장소 이동 등으로부터 자유로워졌기 때문이었습니다. 이러한 온라인 시스템 프로그램이 자킴 센터에 큰 도움이 되었다고 생각합니다. 제가 수업을 진행하는 방식은 좀 더 느린 속도와 더 부드러운 강도의 훈련입니다. 온라인으로 강도가 높은 운동을 진행하면 제어가 안 되니 예상치 못한 사고가 날 수 있잖아요."

줄리아나는 연구에도 적극적으로 참여하고 있는데 피로, 화학요법으로 인한 말초신경병증, 림프부종 등 암치료의 일반적인 부작용을 완화하는 요가의 효능을 규명하는 데 주력하고 있다. 이러한 연구 참여는 그녀의 프로그램을 풍성하게 도와주고, 또 근거에 기반하여 요가가 암환자의 웰빙에 얼마나 효과적인지에 대해 알려준다.

"요가와 명상은 호흡곤란, 림프부종, 신경병증, 불면 등에 정말로 효과가 좋아요. 그리고 암환자들의 치료 전, 치료 중, 치료 후에 많은 혜택을 가져다줍니다. 암환자들이 처음 시작하는 것이 매우 중요합니다. 저는 우선 10분을 먼저 시작해보라고 조언을 합니다. 아예 안 하는 것보다 짧게라도 시작을 하는 것이 도움이 되거든요. 그러면 몸이 나아질 것이고, 또 몸이 기억하면서 점차 시간을 늘릴 수 있게 되는 것이죠."

암재활 전문가,
마이클 캐리어

마이클 캐리어는 나와 함께 2024년 9월부터 이곳 자킴 센터에 합류한 암재활 전문가이다. 그는 뉴잉글랜드 대학에서 적용운동학으로 석사학위를, 물리치료학으로 박사학위를 취득한 후, 뉴햄프셔 웬트워스-더글라스(Wentworth–Douglass) 병원 등에서 팀장으로 재직 후 통합암치료 중 맞춤형 운동 프로그램을 개발 및 활성화하기 위해 이곳으로 왔다.

그는 우선 암치료 중 운동과 재활의 중요성을 지적하고 있다. 암환자의 운동치료 의뢰 건수는 다른 환자들에 비해 매우 적고, 의사들이 운동의 중요성을 간과하는 경향이 있기 때문에 환자 맞춤형 운동 프로그램은 꼭 필요하다. 그가 현재 준비하고 있는 가상 건강 코칭 프로그램 개발은 현재 베타버전 테스트 단계에 있으며, 이 프로그램을 통해 환자 평가 후 맞춤형 치료 계획을 수립할 수 있을 뿐만 아니라 평가 기준을 표준화하고 개별화할 수 있게 될 예정이다.

"암재활 치료는 물리치료사와 협력하는 것이 가장 좋은 방법일 수 있습니다. 현재 자킴 센터나 다나파버에서 물리치료를 직접 시행하고 있지는 않고, 대신 브리검이나 베스 이스라엘에서 이루어지고 있습니다. 만일 다나파버에 재활치료가 필요한 환자가 있다면, 그쪽 병원으로 의뢰를 하는 거지요. 다음 단계로는 운동 생리학자와 일대일 임상 모니터링 운동 프로그램에 참여할 수도 있고, 지지 및 행동 변화 프로그램을 건강 코치와 함께 수행해나갈 수도 있습니다."

암환자를 위한 운동 프로그램은 이곳 자킴 센터에서 현재 무료로 운영 중인데, 이는 암환자의 치료 전반에 걸친 지속체(continuum)를 형성하여 치료 전, 중, 후에 걸쳐 단계적 관리 프로그램을 적용시켜야 하며, 운동 종합 관리를 위해서는 결국 운동 및 종양 전문가와 협력하는 것이 필수다. 그는 통합암치료 중 암재활은 매우 중요한 분야인데, 이를 위해서는 전통적인 재활치료 모델과 통합치료를 접목한 새로운 프로그램이 개발되어야 하며, 또한 환자 중심의 지속적인 관리 모델이 구축되어야 한다고 말했다.

"적어도 미국에서는 우리가 가지고 있는 전통적인 재활 모델과 의학 프로그램이 수십 년 이상 연구되어왔습니다. 그런데 통합치료에는 수천 년 동안 존재해온 매우 가치 있는 치료법들이 포함되어 있고, 최근 비로소 과학적 방법으로 접근이 이루어지고 있는 것으로 알고 있습니다. 이 2가지를 결합한 모델을 개발하고 통합암치료 팀과의 상호 작용을 통해 차별화된 모든 차이를 만들 수 있다고 생각합니다."

"암치료를 위한 재활치료가 전문화되는 것이 필수인데 아직은 암 전문 물리치료사가 부족한 상황으로, 이를 해결하기 위해서는 환자 맞춤형 가상 훈련 플랫폼을 개발하고, 동시에 환자의 안전을 보장하기 위한 철저한 관리가 필수적입니다. 가상 프로그램을 통해 환자의 상태에 따른 운동 프로그램 조정이 가능하며, 또한 개인 맞춤형 접근도 가능할 것으로 예측합니다."

그는 프로그램에서 중요한 요소 중 하나가 환자 운동 능력 평가를 통해 프로그램을 제공해야만 한다는 것인데, 여기에는 최대 산소 섭취량(VO2max), 근력 평가 등이 포함되어야 한다고 했다. 또한 암환자 중에는 운동 초보자가 많은데, 웨이트 훈련 시에는 불안정성 문제가 자주 발생하므로 밴드 운동으로 대체하는 등 창의적 접근이 필요하며, 특히 심폐 지구력 향상을 목표로 한다면 긍정적인 결과를 얻을 수 있을 것이라고 역설하였다.

마이클이 새롭게 선보이는 통합암치료 중심의 암재활 프로그램이 암환자의 생존율과 삶의 질을 향상시키기 위해 체계적으로 운동과 재활을 통합하는 새로운 접근 방식으로 개발되기를 기대해본다.

자킴 센터의 건강 코칭 프로그램

누구를 위한 것이며 누구와 관련이 있나?
- 참가자 : 초기 참가자는 통합의학 상담을 통해 의뢰받은 환자 또는 는 뉴스레터를 통해 자원한 환자들
- 건강 코치 : 크리스티나 콘티(영양사), 낸시 캠벨(운동치료사)
- 운동 평가 및 조언·처방 : 낸시 캠벨
- 환자 평가·재활 방향 설정 : 마이클 캐리어(물리치료사)

이 프로그램은 무엇을 포함하고 있나?
- 안전하고 효과적인 프로그램 설정 또는 재활 방향 설정을 위한 첫 번째 방문 전 초기 검사
- 12주 프로그램에는 다음이 포함됨
- 주 1회 원격 건강 코칭 세션
- 최초 및 프로그램 진행 이후 대면 피트니스 평가에는 다음과 같은 구성 요소가 포함됨
  : 자세 평가, 균형 능력 검사, 이동성 및 자세 안정성, 심폐 체력, 근력 및 지구력
- 운동 프로그램
  : 마이자킴 홈페이지 내의 독자적인 운동 처방 및 조언, 주 2회 일대일 지도 프로그램(원격 또는 대면)

어디에서 이루어지나?
모든 원격 및 대면 예약은 마이자킴 홈페이지 내에서 시행됨. 대면

평가는 자킴 운동실에서 진행됨

건강 코칭이 필요한 이유는?

자킴 센터와 마이자킴을 통한 온라인 프로그램에는 일반적인 암 질환의 발생율을 낮추고 치료 관련 부작용을 줄여 암치료 여정에서 환자의 삶의 질을 향상시키는 것을 목표로 하는 풍부한 정보와 자원이 있다. 신체 활동과 운동은 수많은 잘 확립된 장점을 가지고 있지만, 일부 환자들은 질병 이전의 상태와 활동 수준, 적합한 효능 정도, 동반 질환, 적절한 운동 매개변수에 대한 지식 부족 등 다양한 요인에 따라 더 활동적인 생활 방식에 진입하는 것이 어렵거나 부담스러울 수 있다.

우리의 새로운 건강 코칭 프로그램은 자킴 센터의 활동을 지원하고, 긍정적이고 건강하며 지속 가능한 라이프스타일 행동 변화를 원하는 환자들에게 보다 자주 일관된 연결점을 제공하여 웰빙과 활력을 최적화하는 데 도움을 주기 위해 고안되었다. 이 프로그램은 긍정적·지지적 환경에서 목표 설정, 행동 변화 전략, 신체 활동 및 운동 검사와 처방에 대한 개별화된 접근 방식을 통해 암 관리 여정 중 웰빙에 대한 요구를 최선으로 지원할 수 있도록 구성되었다.

통합암연구의 떠오르는 태양,
밍샤오 양

밍샤오 박사는 하버드 의과대학의 의학 강사이자 다나파버 암연구소의 자킴 통합치료 및 건강한 삶 센터의 연구원이다. 앞서 말한 대로 그는 내 제자인 김수담 박사가 메모리얼 슬론 케터링에 1년간 있었을 때 함께했던 절친이며, 내가 보스턴에 처음 도착했을 때 공항에 마중 나와 준 통합암치료 분야에서 왕성하게 활동 중인 젊은 연구자이다.

그는 2007년부터 2017년까지 청두 중의대에서 중의학 학사, 석사, 박사 교육을 받았다. 그는 통합의학의 기전을 이해하는 데 깊은 관심을 가지고 있다. 이를 위해 2015년에는 UC 데이비스에서 대사학 과학에 대한 추가 교육을, 2018년에는 홍콩 대학교에서 박사후과정을 마치고 2020년 4월부터 2023년 3월까지 메모리얼 슬론 케터링 암센터에서 3년간의 통합종양학 펠로우십을 수료했다. 그의 연구는 근거 기반의학 연구 접근방식을 사용하여 암환자의 통증, 수면 장애 및 기타 동반 심리학적 증상을 관리할 때 통합의학의 이점과 위험 평가에 중점을 둔다.

그는 2023년 4월부터 자킴 센터에 합류하였으며, 팅 바오 박사가 이끄는 연구팀에서 암환자의 화학요법으로 인한 말초신경병증을 관리하기 위한 통합적 치료법(침, 요가 등)을 개발하고 있다.

자킴 센터에서는 매달 두 번째 주 화요일 오후에 정기 스터디(tumor board)를 진행하는데, 한 번은 그가 〈미국 의료연합 학회지(JAMA)〉라는 매우 유명한 학술지에 최근 발표한 〈운동 또는 태극권이 진행성 폐암 환자의 수면의 질에 미치는 영향〉이라는 연구를 소개한 바 있다*. 일반적으로 암환자의 수면의 질을 운동 또는 태극권이 개선한다고 하면 이

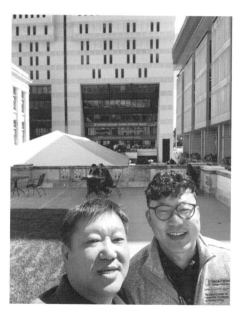

〈하버드 의대 교정에서 밍샤오와 함께〉

에 대한 이견은 별로 없을 것이다. 하지만 이 연구에서는 주 평가변수로 수면의 질을 평가해서 유의하게 개선시켰다는 결과와 함께 부평가변수에서 진행성 폐암 환자의 생존 기간까지 늘렸다는 놀라운 결과가 포함되어 있었다. 아무리 해석의 한계 등이 있다고 할지라도 226명이라는 대규모의 환

* Takemura N, Cheung DST, Fong DYT, et al. JAMA Oncol.(2024) Feb 1;10(2):176–184. doi: 10.1001/jamaoncol.2023.5248

자가 포함된 연구이고, 또 매우 신뢰도가 높은 의학 전문 저널에 채택되었기에 무시할 수만은 없는 결과였다. 나는 모임 후 그와 팅 바오와 함께한 자리에서 이 흥미로운 연구 결과가 좀 더 발전하여 이후에는 통합암치료가 증상개선, 삶의 질 개선뿐만이 아닌 생존율 향상까지도 이끈다는 결과를 창출해 내기를 진심으로 바란다는 이야기를 하였고, 그들 또한 내 의견에 적극적으로 동조해주었다. 통합암연구의 떠오르는 태양인 밍샤오 양이 중추적인 역할을 수행할 것이라 믿는 바이다.

하버드로 온 뉴요커,
준 마오 박사

　뉴욕 메모리얼 슬론 케터링 통합의학센터장인 준 마오의 특강이 이곳 다나파버에서 열렸다. 뉴욕과 보스턴은 기차로 3시간 반 떨어져 있어 이곳의 공동 센터장인 팅 바오도 집이 맨하탄에 있어서 기차로 두 도시를 오가면서 일을 하고 있었다. 준 마오는 오기 전날 진료가 저녁 6시까지 있어 7시 기차를 타고 호텔에 저녁 11시나 되어야 도착한다고 했다. 원래 담당하는 진료 타임이 많지 않고 또 10월 중 캘리포니아에서 개최되는 국제 통합암학회도 참석해야 하니 아무래도 휴진을 하고 오기는 힘들어서 그렇게 한 것 같다.

　1년 전, 캐나다 밴프에서 만난 이후 1년 만에 반갑게 재회를 하였다. 그는 '근거에 기반한 통합암치료'라는 주제를 가지고 메모리얼 슬론 케터링 통합암센터의 성장 과정, 통합암치료가 최근 20년 이내 성장하는 모습, 본인의 연구 활동 및 미국 임상종양학회와의 연계를 통한 가이드라인 제정 등 통합암치료에 대한 비전 등을 1시간여에 걸쳐 열강하였고 마지막으로는 '우리 모두 함께 이루어가야 한다'라는 멘트로 마무리하였다.

그는 가정의학 전문의이자 의료침술사 면허를 가지고 있어서 팅 바오와 어느 정도 이력이 겹친다. 아마도 이것이 팅 바오가 이곳 하버드로 오게 된 이유 중 하나가 아닐까 추측해보게 된다.

다음은 그가 한 매체와 인터뷰한 내용이다.

"원래는 화학공학을 전공해서 인체의 기전연구에 관심이 많았는데 아무래도 기존의 서양의학만 가지고는 한계가 있는 것 같아 동양의학으로 눈을 돌리게 되었습니다. 통합의학의 최고 전문가가 되는 것이 제 꿈입니다. 목표는 기존 의학의 장점을 다른 문화와 전통에서 유래한 치료법과 결합하고, 과학적 방법을 적용하여 연구한 다음 궁극적으로 임상에 전파하는 것입니다. 최종적으로 우리는 암환자와 그 가족에게 암이 신체적·정서적·영적·사회적으로 미치는 영향을 극복할 수 있는 보다 많은 치료법을 제공하고자 합니다."

그는 유방암환자의 타목시펜이나 아로마타제 억제제와 같은 호르몬 치료의 부작용 치료에 대한 침치료의 효능을 연구하였다. 연구 결과, 침치료는 아로마타제 억제제 유발 관절 통증을 줄이고, 열감과 불안을 줄이며, 수면을 개선하는 데 도움이 되는 것으로 입증되었다. 그는 또한 메모리얼 슬론 케터링의 통합의학 프로그램을 지속적으로 발전시키고, 또 대규모 임상연구를 수행하여 근거에 기반한 통합암치료를 확산

시킨다는 미션을 실현하기 위해 최선을 다하고 있다. 통합암치료 분야
의 두 거장인 팅 바오와 준 마오. '하버드로 온 뉴요커들'. 이들 둘을 바
라보면서 문득 이 문구가 생각났다. 대한민국의 허준의 후예들 또한 머
지 않은 미래에 이들 거장의 반열에 합류하는 날을 기대해본다.

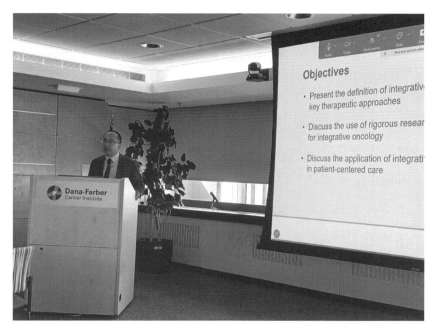

〈특강을 진행 중인 하버드로 온 뉴요커 준 마오〉

하버드 오셔 센터의 통합의학
특강에서 만난 피터 웨인과 웨인 조나스

앞서 언급한 것처럼 롱우드에는 베스 이스라엘 디코네스, 브리검 여성병원, 당뇨병센터, 다나파버 암연구소, 보스턴 아동병원 등 세계적인 병원들이 모여 있고, 그 중심에는 하버드 의대가 자리하고 있다. 하버드 의대는 별도로 부속병원을 가지는 것이 아니라 바로 이런 병원들에서 수련을 하고, 또 교수를 고용하여 운영되고 있는 시스템이다. 좋은 강의들도 지속적으로 이루어지고 있는데, 내가 보스턴에 도착한 다음 주에 팅 바오로부터 오셔 통합의학센터에서 주관하는 통합의학 세미나가 바로 옆 브리검 여성병원에서 열린다는 소식을 전달받았다.

오셔 통합의학센터는 브리검 여성병원과 하버드 의과대학이 협력하는 통합의학 기관이다. 통합의학 분야의 중개 연구, 임상 실습 및 교육을 통해 인간의 건강, 회복력 및 삶의 질 향상을 추구하며, 건강에 대한 근본적인 과학적 이해도를 높임으로써 웰빙과 치유의 새로운 모델을 제시하는 것을 목표로 하고 있다.

피터 웨인(Peter Wayne)은 오셔 센터의 센터장으로 통합의학 분야의 연구자이자 실무자이다. 그의 연구는 '심신의학 및 통합의학이 노화와 만성 질환에 임상적으로 어떤 영향을 미치는지'를 평가하고 이에 대한 생리적·심리적 기전을 이해하는 것에 초점이 맞춰져 있다. 따라서 태극권, 침술, 도수와 같은 치료법이 균형 장애, 파킨슨병, 심부전, 암, 근골격계 통증, 편두통 및 건강 노화 등에 미치는 영향을 다각도로 평가하고 있다. 그는 태극권과 기공에 대해 40년 이상 교육을 한 이 분야의 전문가이기도 하다.

의료분야 책임자인 도널드 레비 박사는 30년 이상 내과전문의로 환자를 진료한 경험을 가지고 있으며, 매사추세츠주 케임브리지에 있는 마리노 통합보건센터에서 10년 이상 통합의학 교육책임자로 있다가 2003년부터 오셔 센터에 근무 중이다. 그는 센터가 다학제적인 의료팀을 확장하고 지역 학술 의료 센터, 병원 및 연구 기관과 협력할 수 있도록 지원해주는 역할을 하고 있다. 또한 대학에 기반을 둔 의료센터에서 통합치료법을 효율적으로 활용하기 위해 노력하고 있다.

우리는 부랴부랴 간단히 점심을 먹고 강의실로 이동을 하였다. 연자는 도널드 레비(Donald Levy), 강의 주제는 '통합의학의 기술, 영향력 그리고 과학'이었다. 그는 '질병과 질환과는 다르고, 치료뿐만이 아니라 힐링을 하는 것도 중요하며, 절대로 환자와 치료자(힐러)와의 관계성의 힘을 경시하지 말라'는 말로 마무리하였다. 강의가 끝난 후에는 참가자들과의 커피타임이 준비되어 있어서 피터 웨인을 비롯한 여러 참가자들과 통합의학에 대한 진솔된 이야기를 나눌 수 있는 기회가 있었다.

두 번째는 웨인 조나스(Wayne Jonas)의 '통합의학과 전인적 건강에 있어서의 암질환'이라는 특강이었다. 웨인 조나스 박사는 통합 의료 및 의료 서비스 전문가이다. 그는 미국 국립보건원 대체의학부서의 소장을 역임했으며, 통증, 스트레스, 삶의 질 등에 대한 통합치료의 근거 기반 연구를 수행하였다. 2018년 출간된 그의 책《치유가 작동하는 방법(How healing works)》은 베스트셀러였으며, 현재 그는 치유 작동 재단(Healing Works Foundation)의 회장으로 재직 중이다.

그는 매슬로의 욕구 단계(생리욕, 안전욕, 애정욕, 권력욕, 명예욕)를 인용하면서 강의를 시작하였다. 인간의 건강과 웰빙의 80%는 의학의 영역 밖이라는 것이다. 따라서 전인적 건강을 실현시키기 위해서는 정신적·사회적·육체적·영적 건강을 종합적으로 추구해야만 본질에 도달할 수 있다는 것이다. 또한 그는 최근 미국 임상종양학회 린 슈쳐 회장의 2024년 학회 개회사를 인용하면서 이제는 모든 의료분야에서 통합의학적인 전인치료가 요구됨을 역설하였으며, 마지막으로 그의 사상과 철학을 모두 담은《힐링과 암(Healing and Cancer)》이라는 최근 출간된 그의 책을 소개하면서 강의를 마무리하였다.

이처럼 세계 의학의 중심이라고 할 수 있는 보스턴의 하버드에서는 통합의학에 대한 과학적 접근과 의료적 활용이 국내와는 비교도 안 될 만큼 적극적으로 이루어지고 있다. 강의를 마친 후 밖에 나가니 다나파버에서 걸어놓은 "우리가 여기서 하는 것이 모든 곳에서의 생명을 변화시킨다"라는 문구가 문득 눈에 들어왔다. 결국 환자 그리고 생명 사랑이 핵심이며, 이를 위해 통합의학이 그 역할을 수행할 것이라는 확신을 가질 수 있었다.

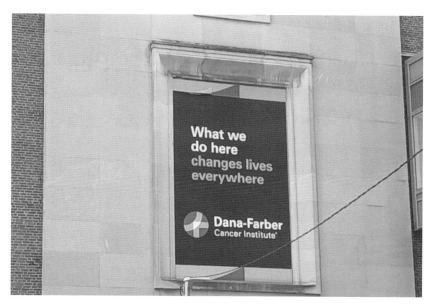

〈다나파버 암연구소 외벽에 걸린 홍보문구 – "우리가 여기서 하는 것이 모든 곳에서의 생명을 변화시킨다."〉

시애틀 프레드 허친슨 암센터의 헤더 그린리

"마음, 몸, 웰빙을 지원하는 것을 목표로 어떤 통합치료법을 사용할지에 대한 근거 기반 결정을 내릴 수 있도록 돕고자 합니다."

전 국제 통합암학회 회장이자 현재 프레드 허친슨 암센터 통합의학부서의 의료 책임자인 헤더 그린리(Heather Greenlee) 박사의 인생 미션이다.

통합암치료 실무위원회(IOWG)의 정기 온라인 강좌는 국제 통합암학회에서 만든 공익성 공개 강의로 통합암치료의 교육 및 파급을 목적으로 1년 이상 운영되고 있다. 강의 내용 또한 매우 훌륭하여 나는 이곳에 오기 전부터 한국에서 새벽에 종종 참가하여 듣곤 하였다. 12월에는 반가운 얼굴들이 이 강좌 소개에 올라왔다. 국제 통합암학회의 회장을 역임했던 현 프레드 허친슨 암센터(Fred Hutchinson Cancer Research Center) 통합의학부서의 헤더 그린리와 내가 근무하는 다나파버 암연구소 자킴 센터의 팅 바오가 각자의 센터를 소개하는 강의가 진행되는 것이었다. 특히 헤더는 유방암 통합암치료 가이드라인을 만든 핵심인물로, 이전 뉴욕의 콜롬비아 대학에 있을 때부터 친분이 있었는데, 현재 그녀가 이적해서 현재 조직하고 있는 프레드 허치슨 암센터의 프로그램이 궁금했던 터였다.

그녀는 바스티르 대학교에서 자연치유의사(ND), 워싱턴 대학교에서 보건학 석사, 컬럼비아 대학교에서 통합의학 박사 학위를 받은 이 분야에서의 대표적인 연구자이다. 그녀의 임상 및 연구 관심 분야는 환자의 건강한 라이프스타일 선택을 돕고, 유망한 통합치료법을 연구하며, 통합암치료 임상진료 지침을 개발하는 것이다. 특히 그녀가 중심이 되어 개발한 유방암환자의 통합암치료 진료 지침은 이 분야 최고의 학술지인 〈임상종양학회지(JCO)〉에 게재되는 등 통합암치료 발전에 누구보다도 열정적으로 기여해왔다. 그녀는 최근 뉴욕의 컬럼비아 대학에서 시애틀의 프레드 허친슨 암센터로 자리를 옮겼다.

"저는 전통적인 암치료와 함께 통합치료를 사용하여 부작용을 완화하고 전반적인 건강과 웰빙을 강화하는 방법에 대해 광범위하게 이해하고 있습니다. 이러한 치료법에는 침술, 명상과 같은 치료법뿐만 아니라 식단 및 신체 활동과 같은 생활 습관도 포함됩니다. 저는 근거 기반 활동과 치료에 시간과 자원을 투자할 수 있도록 의사 결정을 내리는 데 도움을 줍니다. 적극적인 치료 중에 필요한 것이 반드시 생존 기간 전체에 필요한 것은 아니기 때문에, 시간이 지남에 따라 변화하는 계획을 함께 수립합니다."

임상적으로 그린리 박사는 부작용을 완화하고 전반적인 신체적·정서적 건강을 강화하기 위해 표준 암치료와 함께 통합치료를 사용하는 데 중점을 두며, 암환자가 통합의학 사용에 대한 올바른 결정을 내릴 수 있도록 돕는다. 또한 최근에는 라틴계 유방암 생존자들의 식이 및 신체 활동 개입, 유방암 생존자의 심혈관 질환 예측 인자, 그리고 신체 활동, 장내 미생물군과 대장암 위험 간의 연관성을 연구 중이다.

프레드 허친슨에서는 암 생존자를 위한 영양 및 요리 웹사이트인 '쿡 포 유어 라이프(Cook for Your Life)'를 운영 중이다. 여기에는 11개의 영양 레시피, 400여 개의 영양 및 종양학 기사, 300여 개의 요리 영상이 제공되며 영양요법을 통한 암 예방, 치료 부작용 완화, 생존율 향상에 대한 정보를 제공하고 있다.

프레드 허친슨 암센터 '쿡 포 유어 라이프' 홈페이지

또한, 프레드 허친슨에서는 원격진료(텔레메디슨)를 통해 통합의학 상담을 진행 중인데, 그녀는 이를 통해 환자들이 워싱턴 주의 먼 지역에서도 통합의학 상담을 받을 수 있고, 또 다른 의료팀과 협력하여 환자들에게 더 많은 추천을 할 수 있도록 하는 등의 장점이 있음을 역설하였다. 특히 5가지 이상의 식품 보충제를 사용하는 암환자들에게 도움이 많이 될 것이며, 보다 원활한 상담을 위해 통합의학 약사를 두어 표준화된 문서 작업 등을 함께 진행 중이라고 하였다.

그녀가 담당하고 있는 건강 관리 컨설팅은 다양한 질환과 관련된 다른 학문 분야와 연관성을 이해하려고 노력하고, 또 환자들의 생활 방식에 관련된 문제를 상담하고, 생활 방식 개선을 위한 조언을 다양한 자원과 정보를 활용하여 환자들에게 제공 중이다. 아울러 가상 운동 클래스의 구현과 연구에 대한 도전을 하고 있는데, 이는 앞서 언급한 대로 이곳 자킴 센터에서는 이미 실현 중인 부분이기도 하다.

아무튼 통합암치료 분야의 핵심 인물인 헤더 그렌리를 통해 그녀의 근황과 또 세계적 명성을 지닌 프레드 허친슨에 구축되고 있는 통합의학센터의 상황을 들으면서 국내에서도 이러한 플랫폼을 만들 필요성을 다시 한번 느끼는 계기가 되었다.

WHO 서태평양지구 자문관을
역임하신 최승훈 교수님

　최승훈 교수님은 경희대학교 한의과대학 학장, 세계보건기구(WHO) 서태평양지구 전통의학 자문관, 한국한의학연구원 원장, 단국대학교 특임부총장 및 석좌교수 등을 역임하시면서 대한민국 한의학의 국제화, 세계화를 선도하신 독보적인 인물이다. WHO에 근무할 당시 국가마다 서로 다른 한의학 용어를 통일하여 편찬하는 작업인 전통의학 표준용어와 경혈 위치 국제표준 제정, 그리고 전통의학 임상진료 지침 개발 등을 주도하셔서 현재도 이들이 국제통일 표준안으로 사용되고 있다.

　또한 한국한의학연구원 원장으로 재직하시면서 한의학의 세계화를 추진하는 데 앞장서셨는데, 특히 이곳 하버드 의대에 소속되어 있는 마르티노스 의료영상센터와의 공동 연구사업을 추진하여 지금까지 10년째 공동 연구가 진행 중이다. 최 교수님은 한국에서는 정년퇴임을 하시고, 이곳 보스턴으로 2년 전 건너오셔서 최근 렉싱턴 지역에 매사추세츠 통합의학센터를 개원하여 침치료와 한약치료를 중심으로 하는 임상

클리닉 및 연구소를 운영 중이셨다.

현재 마르티노스 센터(Martinos Center for Biomedical Imaging)에서 2년째 파견근무 중인 한의학연구원 이준환 박사님과 방문드리겠다는 약속을 미리 잡고, 아침에 우선 보스턴 시내의 동북 방향 항구 쪽인 찰스타운 네이비야드에 위치한 마르티노스 센터로 가서 이 박사님을 만난 후 함께 렉싱턴에 위치한 교수님의 통합의학센터로 이동을 하였다.

교수님은 20여 년 전 대한암한의학회의 2대 회장을 맡으셨던 터라, 현 9대 회장직을 수행하고 있는 나와도 이미 많은 교류 및 친분이 있었다. 교수님은 반갑게 우리를 맞아주시면서 대화의 시간을 가졌다.

"이미 많은 일들을 하셨는데 또 이렇게 미국에서 통합의학센터를 오픈하시다니 정말 놀랍습니다. 역시 도전의 아이콘이세요."

"여러 생각을 했었는데 노년의 삶은 그래도 외부 활동보다는 가족들을 위한 삶이 되어야 한다고 생각해서 국내에서 기관장직을 수행하는 것보다는 가족들과 함께하기 위해 이쪽 방향으로 결정한 거지."

교수님은 현재 사모님과 함께 외손주들을 돌봐주기 위해 2년 전에 이곳 보스턴으로 오셨다고 한다. 이전부터 하버드 의대 맥린 병원(McLean Hospital)의 데이비드 리 교수와 클리닉을 오픈하기로 약속하고, 이곳에서 침술사 시험을 준비하게 되셨던 것이었다. 칠순을 바라보는 나이에 어려운 과목들을 다시 공부하고 경혈과 본초 등 시험에 필요한 내용을 새로 모두 외우시면서 최종적으로 합격을 하셨는데, 함께하기로 했던 데이비드 교수가 갑작스레 작고를 하는 바람에 어떻게 할까 고민하다가 결국은 스스로 통합의학센터를 차리게 되셨다는 스토리였다. 우리는 교수님의 센터 앞에 있는 초밥집으로 이동하여 담소를 이어나갔다.

"향후 대한민국 한의학과 또 통합의학이 나가야 할 방향은 어디일런지요?"

"코로나 시기를 지나면서 원하든 원치 않든 간에 아마존 등 이커머스(e-commerce) 시장이 엄청나게 커졌거든. 한국 한의학도 여기 진입하지 못하면 절대로 경쟁력을 가질 수 없게 되는 거지. 침은 이미 미국 내 주류 의학의 한 부분이 되어 세계화의 과정을 이루어냈고. 결국 한의학 세계화의 성공적 마무리는 통합의학으로서 전 인류를 위한 의료 서비스의 한 축이 되는 것 아닐까?"

역시나 답은 통합의학에 있었다. 대한민국 한의학의 세계화를 위해 가장 왕성하게 활동하신 최 교수님은 세계 의학의 중심인 보스턴에서 통합의학을 몸소 실현하면서 새로운 여정을 시작하고 계셨다. 나 역시 연구년 기간 중 최 교수님과의 보스턴에서의 만남을 통해 다음 세대로서 마땅히 헤쳐나가야만 할 길을 다시 한번 확인한 셈이다. 부디 세계적인 트렌드가 된 통합암치료가 대한민국에서 지속적으로 발전하여 보다 성숙한 모습으로 자리 잡아나가게 되길 기원하는 바이다.

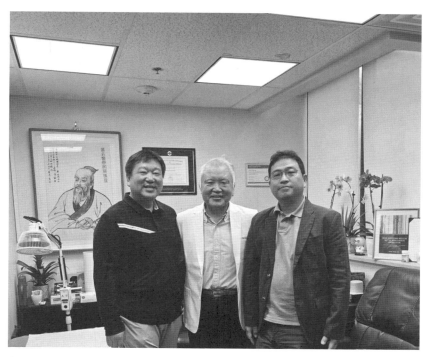

〈렉싱턴에 위치한 매사추세츠 통합의학센터에서 최승훈 교수님, 이준환 박사님과 함께〉

'배구 경기장의 허준',
한국한의학연구원 이준환 박사님

　내가 보스턴에 오기 전부터 든든하게 믿고 있는 것이 있었다. 바로 이전부터 알고 지내던 한국한의학연구원 이준환 박사님이 여기 와 계시기 때문이었다. 박사님은 정부출연 연구기관인 한국한의학연구원이 하버드 의대와 공동으로 진행하고 있는 뇌신경 영상연구에 참여하면서 2년여 전부터 이곳 보스턴에 위치하고 있는 하버드 의대 마르티노스 이미징센터에서 근무 중이셨다. 오기 전부터 궁금한 이것저것을 물어보면 상세히 답변을 해주셨고, 특히 한인 민박집인 엘리엇 하우스를 소개시켜주셔서 처음 자리잡는 데 많은 도움이 되었다.

　이준환 박사님은 중고등학교 학창 시절부터 무협지를 좋아했고, 특히 의성 허준을 다룬 드라마 〈동의보감〉을 보고는 한의대 진학을 결심하셨다고 한다. 이후 경희대 한의대 및 한방병원에서 한방재활의학 전문의와 박사학위를 취득하고, 모교 병원에서 근무하다가 임상 현실에 기반한 한의학 연구의 방법론을 만들어가겠다는 목표를 가지고 한국

한의학연구원에 합류하신 분이다. 군의관 시절에는 아프가니스탄 파병 근무를 자원하고 키르기스스탄과 아프가니스탄을 다녀오기도 했다. 평소 야구 등 운동을 좋아하던 그에게 배구 국가대표 팀 닥터로 활동할 기회가 주어졌고, 한국배구 대표 선수단의 팀 닥터로 15년 이상 선수들과 같이 호흡하며 '배구 경기장의 허준'이라는 별명이 붙을 정도로 근골격계 질환에서의 한의학적 치료 효과를 입증해왔다.

"임상 의사들은 여유가 없어 연구를 힘들어하고, 연구자들은 임상 경험이 없어 어려움을 겪고 있습니다. 임상과 연구를 잇는 가교 역할을 하는 것이 바로 한국한의학연구원에서 제가 해야 할 임무라고 생각합니다."

한의학연구원 근무 기간 중 그는 침, 한약, 추나, 약침, 도침, 매선 등 다양한 한의학적 치료 방법의 효과와 안전성을 입증하는 여러 연구를 수행하였고, 동시에 뇌신경 영상연구, 장내 미생물 연구 등의 전문가들과 협업하여 그러한 치료법들이 가지고 있는 좀 더 객관적이고 과학적인 기전을 밝히는 연구를 시도해왔다.

또 이곳 보스턴에 와서도 그는 열정적으로 기능성 소화불량증 환자를 대상으로 '경혈에 자극을 주었을 때 뇌와 위장에서 각기 어떠한 변화들이 일어나는지'에 대하여 연구하는 프로젝트에 참여하여 실험과 데이터 분석으로 바쁜 나날을 보내고 있었다.

박사님과는 보스턴에 있는 기간 동안 많은 시간을 함께할 수 있었기에 감사했고, 특히나 동시대에 통합의학이라는 공통분모를 가지고 한의사로서의 인생을 살아가는 동반자이기에 더욱 의미가 있는 자리들을 함께할 수 있었다.

"한의학 분야에서도 통합의학이나 동서협진(양방과 한방이 서로 협력하여 질병을 치료하는 형태를 말함)을 담당할 전문가가 필요한데, 바로 이 분야에서 일조하고 싶습니다. 특히 데이터 사이언스는 미래 융합의학을 풀어나갈 핵심 분야라고 생각합니다. 이러한 첨단기술들을 기반으로 통합의학을 실현해나가는 데 최선을 다할 것입니다."

베스 이스라엘 디코네스 병원 방사선 종양학과의 제이슨 손 교수님

보스턴에 도착한 지 얼마 되지 않아 민박집 캐서린 사모님과 H 마트에 갈 일이 있었다. 그런데 중간에 한 통의 전화가 걸려왔다. 차가 갑자기 고장이 나서 그러는데 데리러 와줄 수 있겠느냐는 것이었다. 전화를 거신 분은 베스 이스라엘 디코네스 병원 방사선 종양학과의 제이슨 손 교수님이셨다. 캐서린은 항상 주변 분들을 많이 도와주시는 것으로 정평이 나 계신 분이었고, 손 교수님과는 집을 구입할 때 도움을 주셔서 알게 되셨다고 하셨다. 덕분에 자연스레 손 교수님과 인사를 나누게 되었는데 교수님께서 감사의 의미로 맥주 한 잔 사고 싶다고 하셨고, 나도 함께 초청을 해주셨다.

저녁때 우리가 향한 곳은 와반에서 멀지 않은 던 가헤린(Dunn–Gaherin)이라는 아일랜드식 맥주집이었다. 보스턴의 날씨는 9월 초임에도 불구하고 그리 덥지 않고 오히려 약간 선선해서 쾌적했다. 손 교수님은 원래 피츠버그의 드렉셀 대학에 계시다가 2023년 1월부터 이곳 보스턴에서 근무를 시작하셨다고 했다. 교수님은 의학 물리학을 전공하셨는데, 이는 물리학의 토대에서 의학에 대한 응용에 중점을 둔 분야로 방사선학, 방사선 종양학, 핵의학 및 방사선 안전의 기술적 토대를 제공하는 학문이다. 우리나라에서도 방사선 종양학과에는 의학물리학 전문가가 의료진과는 별도로 있어 제반 기기에 대한 운영을 담당하고 있다.

교수님은 아들이 대학에 진학해서 이제는 시간이 좀 난다고 골프 등을 다시 시작하려고 하신다고 하셨다. 마침 내게도 좋은 기회가 되는 것 같아 주말에 시간이 되면 같이 라운딩을 하자고 제안을 했더니 흔쾌히 수락하셨다. 이후 이준환 박사님도 합류하시게 되어 우리는 시간이 맞을 때마다 주변의 골프장에서 라운딩도 하고 또 케이프 코드(Cape Cod) 등 가까운 명소에 놀러 가기도 하는 등 즐거운 시간을 보냈다. 또 교수님과 통합종양학과 관련한 이야기를 하면서 왜 암환자들에게 통합치료가 필요한지를 토론하는 시간을 가지기도 하였다. 교수님은 주중에는 정확한 출퇴근을 고수하시며 하버드 의대의 대표 교육병원 베스 이스라엘 디코네스에서 최선을 다해 근무하시는 모범적인 모습을 보여주셔서 연수 기간 중 자칫 느슨해질 수 있는 내게 큰 자극이 되었다. 향후 많은 한국 출신의 학자들이 세계적인 유수 기관에서 손 교수님처럼 많은 활약을 했으면 하는 바람이다.

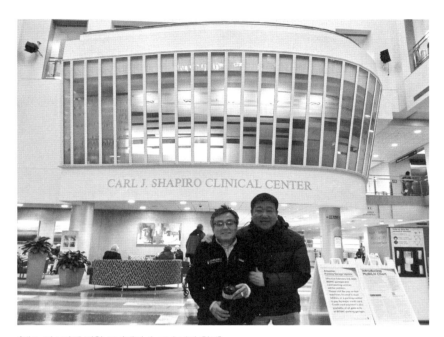

〈베스 이스라엘 병원 로비에서 손 교수님과 함께〉

하버드 보건대학원 생물통계학과와
협업 중인 이상헌 교수님

연수 기간 중 12월에 단국대학교 이상헌 교수님이 하버드 연구 협업을 위하여 보스턴에 잠시 방문하셨다. 이 교수님은 한의사인데, 이력이 좀 독특하다. 연세대 화학과를 졸업하고 카이스트에서 석사과정을 하던 중 다시 경희대 한의대에 입학하여 한방내과전문의까지 취득하였다. 이후 넥시아(옻나무 추출 한약항암제)로 유명한 강동경희대병원 한방암센터에서 암환자 진료를 하다가 현재는 단국대학교에서 오믹스 분석 관련 융합의학연구를 진행하시는 분이다. 이 교수님은 임상에서 많은 암환자를 진료하면서 유전체 연구의 중요성을 깨닫고 방송통신대학에서 통계학 전공 후, 또 서울대 보건대학원에서 다양한 데이터 분석과정에 참여하셨다.

그러던 중, 연구년을 여기 보스턴의 하버드 보건대학원 생물통계학과에서 보내면서 1년 6개월 동안 SCI급 논문 5편을 완성하였다. 이를 계기로 현재는 하버드에 있는 다양한 그룹들과의 협업을 통해 암뿐만 아니라 천식, 치매, 대사성 질환 등 다양한 난치성 질환에 대한 바이오마커를 발굴 중이시다. 그러한 노력의 결과물로 한의학과 유전체를 연결하는 작업을 통해 한약이 간 손상과 관련이 없음을 입증하는 등 여러 편의 좋은 논문들을 발표하셨고, 나와도 폐암환자의 한열변증 관련 유전체 연구를 공동으로 진행하여 열증 특이 바이오마커인 'SEMA4D(종양에 유리하게 면역반응을 조절해 종양 성장 및 전이를 촉진하는 인자)'를 발굴하기도 하였다. 또한 대한암한의학회와 대한통합암학회 등의 활동을 함께하면서 한의학의 과학화 및 세계화를 위해 노력 중이시다.

67만 명 환자 분석, '한약' 간독성 위험 없다

폐암환자 한열 증상에 'SEMA4D' 유전자 유의미한 연관성 발견

이 교수님이 1년 반 동안 계셨던 하버드 T.H 챈 공중보건대학원은 롱우드 지역에 위치하고 있다. 이곳은 1913년, 미국 최초의 전문 공중보건 교육 프로그램을 운영하는 하버드-MIT 보건학교로부터 시작되었다. 1922년 MIT와는 분리되었고, 1946년에는 하버드 대학교의 독립적인 학위 수여 기관으로 인정되어 이후 홍역 백신 개발, 에이즈 퇴치 등 보건학 분야에서 역사적으로 뛰어난 업적을 내며 세계 최고의 보건대학원으로 발전하게 되었다. 2014년에는 특별한 사건이 있었는

데, 바로 학교 동문인 제럴드 챈과 그의 가족들이 아버지인 T.H. 챈(T.H. Chan)을 기리기 위해 3억 5,000만 달러(약 5,200억 원)를 이곳에 기부하였고, 이에 따라 학교 이름을 하버드 T.H. 챈 공중보건대학원으로 변경하게 되었다. T.H. 챈은 1920년대에 태어나 중국의 격동기에 자랐고 고등 교육을 받을 기회가 없었는데, 1948년 홍콩에 정착한 후 은행 말단 직원에서 시작하여 부동산 상업을 통해 부를 구축하신 분이다.

교수님은 4년 만에 다시 보스턴에 방문하셔서 내가 거주하고 있는 엘리엇 하우스에 일주일간 머무시면서 생물통계학과에서 공동 연구를 위한 회의도 하시고, 이전에 알았던 분들과의 만남도 가지시고 또 예전 즐겨 다녔던 보스턴 현대미술관(MFA)도 나와 함께 방문하시는 등 일주일간의 즐거운 여정을 마치고 귀국하셨다.

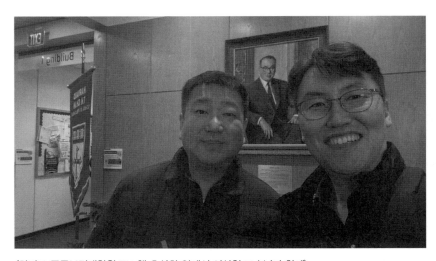

〈하버드 공중보건대학원 T.H 챈 초상화 앞에서 이상헌 교수님과 함께〉

하버드의 치료 사례

유방암 환자 A씨 : 침치료로 항암 부작용 감소
항암 후 심한 구토, 피로 경험
주 2회 침치료 후 증상 40% 완화
치료 만족도 증가

대장암 환자 B씨 : 운동이 재발률을 낮춘 사례
치료 후 재발 걱정
주 3회 30분 걷기 운동
피로도 감소 및 심리적 안정 유지
암 재발률 30% 감소

위암 환자 C씨 : 식이요법으로 면역력 강화
식욕 저하 & 소화불량
항산화 음식(블루베리, 브로콜리, 생강 등)
섭취 후 면역력 개선

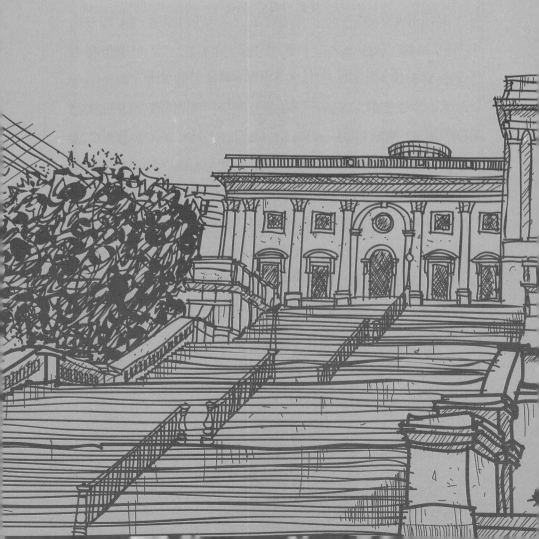

6장 |
하버드로 간
허준

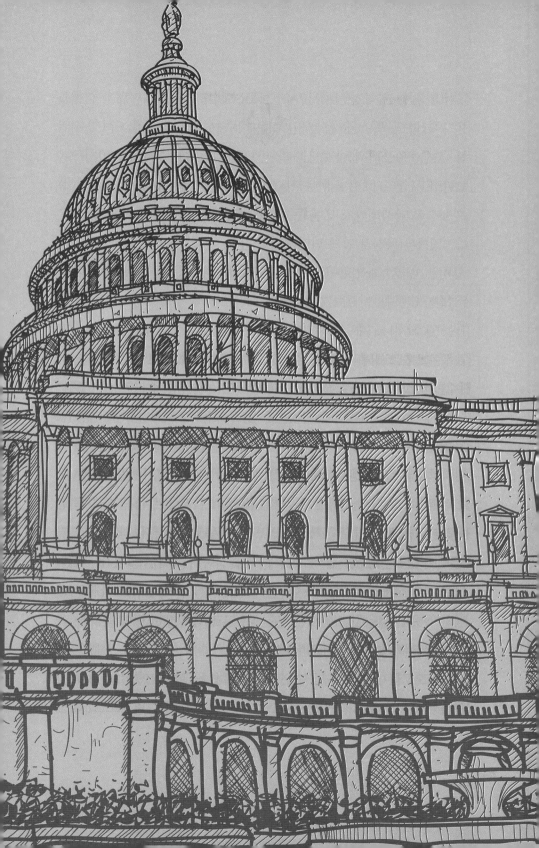

보스턴에서 만난 시인
롱펠로우

"유 교수님, 보스턴 오셨으니 제가 환영파티 해드릴게요. 다음 주 화요일 저녁 밍샤오랑 함께 식사 어떠세요?"

팅 바오는 내가 도착한 첫째 주에 바로 이런 호의를 보였다. 나는 당연히 가능하다고 했고, 그녀는 같은 부서원인 나와 밍샤오를 데리고 보스턴의 랜드마크인 프루덴셜 센터(Prudential Center)로 갔다. 그곳의 전망대인 스카이워크는 50층에 위치해 있었는데, 입장료 25불을 지불해야만 들어갈 수 있었다. 팅 바오는 주저 없이 우리 그룹의 티켓을 구입하고는 함께 전망대로 올라가는 고속 엘리베이터를 탔다. 이미 우리나라에서 롯데 시그니처 전망대 등 훨씬 높은 곳을 가보았기에 큰 기대를 한 것은 아니었지만, 그래도 오자마자 보스턴 전역을 볼 수 있게 해주려는 그녀의 배려에 감사하다는 마음이 들었다. 오랜만에 보는 찰스강 위쪽의 하버드와 MIT, 찰스강을 가로지르는 하버드 다리와 '소금 후추

다리'라고 불리는 롱펠로우 다리 등이 보였다.

잠깐 이야기가 옆으로 빠지자면 헨리 워즈워스 롱펠로우(Henry Wadsworth Longfellow, 1807~1882)는 미국의 대표적인 낭만주의 시인 중 한 명이다. 그는 메인주 포틀랜드에서 태어나, 하버드 대학교에서 오랫동안 교수로 재직하며 문학적 명성을 쌓았다. 그의 시는 당시 미국인들에게 많은 영감을 주었으며, 풍부한 감수성과 역사적인 주제들을 다루는 작품들이 주를 이루었다. 롱펠로우는 하버드 대학 언어학 교수로 일하며 특히 유럽 문학과 문화를 미국에 소개하는 데 큰 역할을 하였다. 그의 문학적 성향은 유럽 문학, 특히 낭만주의의 영향을 많이 받았으며, 민속 전통과 역사적 사건을 시로 승화시키는 데 주력했다. 그의 작품들은 단순한 서정시를 넘어 미국의 역사와 문화를 시적으로 해석하며 국민적 시인으로 자리매김하게 했다.

보스턴 롱펠로우 다리는 찰스강을 가로지르는 주요 교량 중 하나로, 보스턴과 케임브리지를 연결한다. 롱펠로우는 케임브리지에 거주하면서 이 다리를 자주 건너다니곤 했다. 특히 이 다리는 보스턴 마라톤과 같은 주요 행사에서 중요한 역할을 하며, 매년 수많은 사람들이 이 다리를 건너 찰스강의 아름다움을 만끽할 수 있다. 또한, 보스턴과 케임브리지를 잇는 문화적·학문적 교류의 상징이고, 보스턴의 활기찬 도시 풍경과 케임브리지의 지적인 분위기를 연결하는 다리로 인식되고 있다.

이곳 전망대에서 바라보는 보스턴이라는 도시는 내가 사는 대전과 너무도 흡사한 느낌이었다. KAIST가 MIT를 벤치마킹하여 만들어서 건물 이름도 마찬가지로 번호로만 매기고 또 지형적인 위치도 비슷하게 자리 잡게 계획되었다는 이야기를 들어본 적이 있다. 전망대는 종종 이벤트 행사장으로도 쓰인다고 하는데, 우리가 방문한 날도 어떤 제약회사에서 흥겹게 맥주파티를 주최하고 있었다. 9월 초라 아직 국내는 덥다는 뉴스가 계속 나오고 있었지만, 이곳 보스턴은 벌써 서늘한 공기가 아침저녁으로 드리워져 상쾌한 가을 날씨를 연출하고 있었다. 이렇게 보스턴 다나파버 방문 후 한여름의 끝자락에 이루어진 첫 환영회 때 프루덴셜 센터 전망대에서 바라본 보스턴의 저녁 전경과 찰스강의 롱펠로우 다리를 통해 하버드 출신의 미국의 대표적인 시인인 헨리 워즈워스 롱펠로우를 만나면서 나의 보스턴 생활은 시작되었다. 롱펠로우의 시 〈여름의 정원〉 마지막 문장인 "자연의 소중함을 알며, 서로를 존중하는 삶을 살리라"는 통합의학의 철학과 일치하는 구절을 떠올리면서 말이다.

팅 바오의
외래진료 참관

  팅 바오는 매주 수요일 외래에서 암환자 진료를 한다. 나는 연수 기간 중 주로 수요일에 팅 바오와 함께 환자진료에 참가를 하였는데, 일부 환자는 같이 진료에 참관하는 것을 꺼리기도 하고 또 일부는 오히려 해외에서 온 전문가와 함께 진료를 받을 수 있게 되어 좋다고 하는 등 반응은 다양하였다.

  여기에 오는 대부분의 암환자들은 표준암치료를 받으면서 발생하는 각종 부작용에 의한 증상들을 호소하고 있는데, 이를 의료적인 측면에서 통합의학적인 방법으로 치료 상담을 해주는 것이 팅 바오의 주된 업무였다. 보통 한 환자당 초진의 경우에는 40~50분, 재진의 경우에는 30분 정도가 걸렸다. 진료 전에 미리 코디네이터가 환자 상태와 설문, 무엇을 상담할 것인지 등에 대해 자세하게 기록을 해놓아 진료 시간 중에는 주로 환자의 증상을 통합의학적인 방법으로 어떻게 접근하는지에 대해 진료를 통해 알려주는 형식이다. 앞서 이야기한 대로 그녀는 한약이나 침을 사용하는 데 매우 관심이 많고 또 경험도 많은지라 환자들에게 이러한 방법들을 적극적으로 권하였고, 또 방문연구자들도 될 수 있으면 이쪽 분야에서 그녀와 협업하고 시너지를 낼 수 있는 사람들로 받는 것을 선호하였다.

한 노부부가 진료실로 다정하게 들어오셨다. 남편이 72세의 방광의 이행상피세포암환자이며, 면역항암을 마치고 화학항암을 진행하시는 분이셨다. 보스턴 근처 벌링턴에 사신다고 하셨고 평소 항암제로 유발되는 손발 저림이 심하고 물건을 잡을 때 잘 미끄러지는 증상을 호소하셨다. 또한 피곤을 느끼고 기억력이 감퇴하는 화학뇌(Chemobrain) 증상도 나타났다. 팅 바오는 챠트를 보면서 우선 손발 저림 증상과 관련해서는 침치료를 추천했다.

"기존의 침치료보다는 전기침치료를 받는 것이 좋아요. 좀 더 강한 자극을 줄 수 있고 효과가 좋다는 근거들도 많거든요. 마침 뉴욕에서 같이 근무하시던 침술사분이 거주하고 계시는 벌링턴 쪽에 클리닉을 오픈하셨는데, 필요하면 그쪽으로 연락을 해드릴게요."

그녀는 즉시 핸드폰을 꺼내 침치료를 받을 수 있는 곳과 환자를 연결해주었다. 물론 여기 다나파버에도 웨이동 루를 비롯한 파트타임의 5명의 침술사가 있지만, 자주 방문하기에는 쉽지 않으므로 근처에 편하게 다닐 수 있는 곳을 연결해준 것이다.

또한 마이자킴(MyZakim) 홈페이지에 있는 항암제 유발 말초신경병변과 피로, 기억력 감퇴에 활용될 수 있는 체조, 기공, 운동법 등을 화면을 보면서 설명해주고, 아울러 작은 볼 2개를 손안에서 굴리는(우리로 치면 호두를 굴리는) 방법 또한 설명해주었다. 나는 그녀에게 한국에서는 활혈화어(活血化瘀. 혈액순환을 개선시키는 한의학적 방법)하는 한약들을 이용해 수족욕을 진행하는 방법도 있다고 말해주니 이미 한약에 익숙한 그녀는 좋은 아이디어라고 흥미 있어 했다.

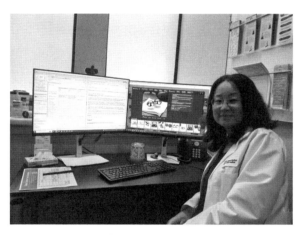

〈팅 바오의 진료실. 미국은 원격진료가 가능하여 종종 화상진료를 진행함〉

팅 바오는 진료를 직접 대면으로 하는 것뿐만 아니라 화상을 통해 원격으로 진행하기도 했는데, 이는 우리나라에서는 아직 시행되지 않는 부분이라 약간은 어색했지만, 이동 거리가 긴 미국의 경우에는 정말로 유용할 것이라는 생각이 들었다.

또 한 분의 여성 환자가 들어오셨다. 키가 좀 큰 60세의 난소암환자분이었는데, 마찬가지로 항암 후 손발 저림을 호소하셨다. 이분은 케임브리지에 살고 계시는데, 예전에 관절통 등으로 침치료를 받아본 적은 있지만, 이번 증상 때문에 침치료를 받아보지는 않으셨다고 하셨다. 롱우드로 나올 수 있느냐고 물어보니, 가능하다고 해서 자킴에서 운영하는 침클리닉에 1주에 2회씩 직접 오는 것으로 약속을 잡았다. 또 환자분은 내게 한국의 상황은 어떤지를 설명해달라고 하여 한국은 침치료가 국가보험으로 지원이 된다고 하니 여기는 보험의 종류마다 다른데, 지원되는 경우도 있고, 없는 경우도 있다고 했다. 팅 바오는 메슥거리는 증상에는 생강차를 마시는 게 좋고, 또 내관혈(PC6)을 지압하는 방법을 알려주었다. 항암 후 생기는 관절통에 대해서는 마찬가지로 마이자킴 홈페이지에 접속하여 기공, 명상, 태극권, 운동하는 방법을 알려주고, 체중을 조절하는 것이 도움이 된다고 조언해주었다. '면역력을 높여주는 버섯을 먹어도 되는지'에 관한 질문에는 항암 중에는 주의하고 항암 이후에는 얼마든지 복용이 가능하다고 답변했다.

팅 바오는 한국과 중국에서는 항암이나 방사선치료 중에도 한약을 복용할 수 있어 삶의 질을 높이거나 또 생존 기간을 늘이는 데도 한약을 이용할 수 있지만, 여기서는 아직 한약-양약 상호작용 등의 문제와 근거 확보 등의 제한이 있어 항암과 방사선치료 도중에 한약을 쓰기 어렵다며 아쉬움을 토로했다.

하루는 60대의 췌장암을 앓고 있는 남자 환자가 방문했다. 그는 베이징 출신 연구자로, 하버드 대학으로 파견을 나와 있는 도중 암을 발견하고 여기서 치료를 시작했다고 했다. 이미 암이 진행되어 선항암 및 방사선치료 후 수술이 가능하다고 할 경우 수술을 받기로 한 상황이었다. 중국 환자가 중국이 아닌 이곳 보스턴에서 중국 출신 의사에게 침과 한약을 포함한 통합의학을 상담하기 위해 방문을 했다는 사실이 무척이나 아이러니하면서도 신기했다. 그는 한의(중의) 치료에도 관심이 많았는데, 이미 케임브리지 쪽에서 오행침을 위주로 시술하는 침술사에게 침을 맞고 있었고, 또 현 상황에 맞는 한약처방도 의뢰를 해놓은 상태였다. 호소하는 증상은 불면, 소화장애, 항암 중 오심, 요통 등이었으며, 팅 바오는 우선적으로 침치료를 권하면서 직접 진료실에서 합곡과 내관에 침을 놓아주었다. 유방암을 전공한 종양전문의이자 의료침술사 자격을 가지고 있는 그녀이기에 이러한 통합적인 진료를 이곳 하버드 다나파버 암연구소에서 할 수 있는 것이었다. 이어서 그녀는 요가와 명상 등 자킴 센터의 프로그램을 설명하고, 또한 항암 중 메슥거리는 증상에 대해 '회향'이라는 한약이 효과가 좋다는 권고까지 하면서 진료를 마무리하였다.

이렇게 이곳 하버드 의대 다나파버에서 진료를 받고 있는 암환자들은 같은 병원 안에 있는 자킴 통합의학 센터에서 증상을 완화하고 삶의 질을 높이는 데 도움이 되는 근거중심적 통합암치료를 상담받고 또 치료받음으로써 그들의 치료 효과를 극대화하고 있는 중이다. 결국 이러한 통합의학적 패러다임은 동양과 서양을 막론하고 환자 중심의 진료 형태로 보편화될 것이라는 것을 그녀의 진료 참관을 통해 다시금 확인할 수 있었다.

웨이동 루의
종양 침치료 클리닉

웨이동 루의 침치료 클리닉은 다나파버 쉘드워렌 빌딩 1층 자킴 센터 내에 위치하고 있다. 그는 월요일과 화요일에 이곳에서 암환자 진료를 하며 수요일과 금요일에는 연구와 행정 업무를, 그리고 목요일에는 개인 클리닉에서 주로 임상시험 참가 환자들을 대상으로 진료를 한다. 앞서 이야기한 대로 그는 벌써 25년째 이곳에서 암환자에 대한 침치료를 진행 중이다. 웨이동은 '종양 침구학'이라는 개념을 통합암치료 분야에서 처음으로 주창하였고 또 설립한 장본인으로, 현재 다나파버에는 그를 비롯해 5명의 침술사가 파트타임으로 근무하면서 침치료가 이루어지고 있다. 그는 내가 처음 여기 왔을 때 행정 측에 자킴 센터 구성원들과 보다 많은 인터뷰와 참관을 할 수 있도록 스케줄을 짜줄 것을 제안해주기도 했다. 또한 고맙게도 그의 침치료 클리닉에서 직접 환자 진료하는 것을 참관하게 해주었다.

첫 번째 환자는 59세의 결장암환자였다. 그녀는 이미 간까지 전이가 된 4기 상황이었으며 폴폭스 방안(5-FU, 옥살리플라틴, 류코보린)의 항암치료를 받고 있는 중이었다. 대표적인 증상은 예기성 오심(다나파버에 와서 항암치료 받는 것만 생각해도 구역감이 들음), 식욕부진, 피로, 손발 저림 등이었으며, 온단세트론 등의 항구토제를 복용해도 큰 차도가 없었다. 하지만 이곳에서 매주 1회씩 침치료를 받으면서 예기성 오심과 손발 저림 증상이 상당히 개선되었고, 항암치료 또한 이전보다 쉽게 받는다고 했다. 미국에서는 침치료가 우리나라와는 다르게 1인실에서 진행되는데, 특히 웨이동은 그녀에게 침을 놓고 나가면서 평온한 명상음악을 틀어주고 또 조명을 낮추어주는 등 침치료를 편안히 받을 수 있도록 세심한 주의를 기울였다. 또한 에드몬튼 증상평가 시스템(ESAS-R)의 증상평가를 차트에 기재하는 등 증상 변화를 객관적으로 기록하는 것도 이후 외래에서 도입하면 좋겠다는 생각이 든 아이템이었다.

다음 환자는 72세의 횡문근육종이라는 희귀 질병을 앓고 있는 여성분이었다. 그녀는 2013년 진단을 받았을 때부터 수십여 차례의 항암과 방사선치료를 받았지만, 이미 온몸에 전이되어 더 이상의 표준치료는 거부하고 고용량 비타민 C 주사 등 대체요법과 이곳에서의 침치료만을 받고 있는 중이었다. 특히 다발성 전이에 대한 전이 부위의 통증이 문제가 되고 있었는데, 이곳에서 침치료를 232회나 받으면서 통증을 극복해왔다고 했다. 마약성 진통제를 사용하게 되면 부작용이 너무 심해서 현재는 이를 의료용 대마(카나비노이드)로 대체하고 침치료를 병용하고 있는 상황이었다. 웨이동은 차분하게 하지부터 시작하여 상지를 거쳐 머리까지 침치료를 완료하고, 통증 완화에 효과가 있는 외관혈, 족삼리

혈 등 경혈에 전침을 걸어주는 등 정성스레 진료에 최선을 다했다. 침치료의 암성 통증에 대한 효능은 이미 미국 임상종양학회(ASCO)와 국제통합암학회(SIO)의 공동 가이드라인이 만들어질 만큼 충분한 근거 수준을 가지고 권장되는 부분이다. 이처럼 통합암치료 분야에서 한편으로는 근거를 창출하고, 또 한편으로는 실질적으로 환자를 위해 도움을 주는 선순환적인 시스템을 이끌고 있는 곳이 바로 이곳 다나파버 암연구소의 자킴 센터이다.

또 한 분의 환자는 만성 림프구성 백혈병을 앓고 있는 76세의 여성분이었다. 그녀는 2022년 조기 유방암을 진단받는 과정에서 검사 도중 백혈병을 진단받았는데, 고령 등의 이유로 조기 유방암만 수술로 제거한 후 백혈병에 대한 항암치료를 보류하고 자킴 센터에서 혈액검사 등 지속적인 추적관찰을 하면서 관리를 하고 있는 중이었다. 의료진은 우려를 표명하였지만, 그녀의 백혈구와 혈소판 등의 혈액 수치가 점차 안정적으로 정상 수치에 근접해가자 현재는 통합암치료를 받는 것을 지지해주고 있는 상황이었다. 처음에 동반되었던 하지부종, 피로 등의 증상도 많이 개선되어 현재는 일상생활에 지장이 없었다. 하지부종이 있었기 때문에 침치료는 다리에는 시행되지 않고 상지를 위주로 이루어졌다.

치료법은 우리나라나 중국에서 사용하는 것과 큰 차이를 보이지는 않았지만, 환자에게 근거를 기반으로 설득하는 과정, 그리고 모든 의료진들의 협업을 통해 이런 시술이 이루어진다는 것이 우리가 배워야 할 부분이었다. 즉, 하버드 의대 다나파버 암연구소 의료진이 환자를 자킴 통합센터로 의뢰하여 같은 기관 내에서 침치료가 이루어진다는 사실이 우리로서는 부럽기도 하고 또 국내에 반드시 구축되어야 할 시스템이라는 점을 다시 한번 마음 속에 다지게 되었다.

마침 웨이동에게 최승훈 교수님과 이전에 대화를 나누었던 내용인 "침치료의 세계화는 이미 이루어졌다. 다음은 한약이다"라는 이야기를 하니 본인도 동의한다고 하면서 뉴욕의 메모리얼 슬론 케터링 암센터에서는 이미 6종의 한약 처방에 대해 환자에게 제공하기 시작했고, 이곳에서도 이를 통과시키기 위해 노력 중이라는 답변을 하였다. 특히 침은 더 이상 중국만의 것이 아니라(그의 입장에서) 전 세계의 것이라는 말이 인상적이었다. 이후 한약이 세계화가 된다면 우리나라의 경직된 의료체계는 그때가 되어야만 바뀌지나 않을는지…. 우리가 세계를 주도하는 것이 아니라 오히려 핵심기술을 확보하고 있으면서도 뒤처지지 않을는지…. 한편으로는 우려가 되면서도 또 한편으로는 우리나라의 대형암센터에서 이러한 근거를 축적할 수 있는 임상연구들이 이루어져 대한민국의 한국형(K형) 통합암치료가 세계를 주도할 수 있는 전환 시점이 하루빨리 와주기를 바란다.

하버드 의대 홈페이지에서 발견한
침치료 기사

　하버드 의대 홈페이지를 보던 중 우연히 〈하버드 건강저널〉의 수석 편집자인 하워드 르와인(Howard E. LeWine)의 2023년 2월 2일 침치료에 대한 기사를 접하게 되었다.

하버드 의대의 침치료

　"침술은 건강을 회복하고 유지하기 위해 신체의 정확한 지점에 매우 얇은 금속 바늘을 피부에 삽입하여 에너지 채널을 제거하는 기술이다. 삽입 지점은 경락이라고 하는 복잡한 에너지의 경로 네트워크를 기반으로 선정된다. 경락은 지구본의 경도 및 위도선처럼 신체를 둘러싸고 있다고 알려져 있다.

　침술은 수천 년 동안 이어져온 한의학의 주된 치료법이다. 전통 한의학에서는 신체를 음과 양의 섬세한 균형으로 이해하고 있다. 이 2가지는 서로 상반되지만, 분리할 수 없는 에너지이다. 따라서 질병은 음과 양의 힘이 균형을 잃었을 때 발생한다. (중략) 침술은 일반적으로 숙련된 전문가가 할 때 안전하다고 판단된다. 미국 식약처(FDA)는 면허를 소지한 경우에만 침술 사용을 승인한다. 또 무균, 무독성, 일회용 라벨을 부착하도록 요구한다. 바늘을 재사용할 경우 감염의 우려가 있을 수 있으므로, 이러한 위험을 방지하려면 매번 진료 시마다 새로운 멸균 일회용 바늘 패키지를 사용하는지 확인해야 하며, 또한 침을 놓기 전 각 경혈자리를 알코올 소독해야 한다. 항응고제를 복용 중이거나 지혈 장애가 있는 경우, 심장 박동기, 주입 펌프 또는 기타 전기 장치를 사용하는 사람은 침술을 피해야 한다. 침술의 가장 흔한 부작용으로는 출혈, 통증 또는 바늘 삽입 부위의 멍듦 등이 있다. 침술의 다른 위험으로는 현기증, 실신, 국소 피내출혈, 경련, B형 간염, 피부염, 신경 손상, 통증 증가, 드물게는 내부 장기 손상 등이 있다. 매년 수백만 명의 사람들이 침술 치료를 받는다는 점을 고려할 때 보고되는 합병증의 빈도는 상대적으로 낮다.”

또 관련된 기사를 이것저것 찾다 보니 다음과 같은 국내 기사도 검색되었다.

하버드 의대가 확인한 동양 침술의 신경해부학 메커니즘

"하버드의대 치우푸 마(Qiufu Ma) 신경생물학 교수 연구팀이 수행한 이 연구 결과는 최근 저널 〈네이처〉에 논문으로 실렸다. 마 교수는 하버드 의대의 주요 교육기관 중 하나인 다나파버 암연구소에 소속되어 있다. 마 교수팀은 침술로 항염 반응을 일으킬 때 꼭 필요한 뉴런(신경세포) 그룹을 생쥐 모델에서 발견했다. 특이하게도 이 뉴런 무리는 생쥐 뒷다리의 특정 영역에만 존재했다.

논문의 교신저자인 마 교수는 "침술 분야의 가장 근본적인 의문 가운데 하나인, 경혈의 신경해부학적 기초가 무엇인지를 알아냈다"라고 말했다. 연구팀은 PROKR 2 Cre라는 수용체가 발현하는 작은 지각 뉴런 무리에 주목했다. 이 유형의 뉴런 무리는 뒷다리의 깊은 근막에서 많이 관찰되었고, 그 수는 복부 근막의 서너 배나 되었다. 이 뉴런 무리를 제거한 생쥐는 뒷다리에 전기 침을 놔도 '미주신경-부신 축'에 자극이 가해지지 않았다. 미주신경-부신 축을 자극하려면 반드시 이 뉴런 무리를 활성화해야 했다. 이 뉴런 무리는 뒷다리의 뒤쪽보다 앞쪽 근육에 많이 분포한다는 것도 밝혀졌다*.

마 교수는 '신경해부학적으로 경혈의 민감성과 특이성을 구체적으로 설명할 수 있게 된 것'이라고 설명했다. 쉽게 말하면, 어떤 부위에 얼마나 깊고 강하게 침을 놓아야 하는지 이해하게 되었다는 뜻이다. 침으로 피부 경혈에 기계적 자극을 가해, 인체 다른 기관이나 부위의 기능에

---

* Liu S, Wang Z, Su Y, et al. A neuroanatomical basis for electroacupuncture to drive the vagal–adrenal axis. Nature. 2021 Oct;598(7882):641–645. doi: 10.1038/s41586-021-04001-4

영향을 미치는 신경 신호를 촉발하는 게 침술의 요체다.”

이미 전 세계에서 각광받고 있는 침치료에 대한 깊은 연구가 이루어지는 것은 당연할 수도 있겠지만, 이곳 미국 의학의 심장이라고 할 수 있는 하버드에서 발견한 침치료에 대한 기사와 연구 결과들은 국내에서 충분히 인정받지 못하고 있는 우리의 상황과는 너무도 대비되었다. 부디 이러한 연구 결과들을 바탕으로 국내에서도 수많은 환자들, 특히 암환자들의 행복과 건강을 위해 적극적으로 사용되는 날이 올 수 있기를 기대해본다.

하버드 통합의학팀의
보스턴 나들이

팅 바오는 이전 메모리얼 슬론 케터링 암센터에 있을 때부터 부서원들을 챙기기로 유명했다고 제자인 김수담, 곽은빈 선생으로부터 들어 익히 알고는 있었다. 종종 연구원들과 주말에 뉴욕의 박물관이나 미술관을 방문하거나 함께 야외로 놀러 가는 이벤트를 마련한다는 것이었다. 여기서도 그랬다.

하루는 밍샤오의 제안으로 팅 바오와 함께 함께 시내 중심부의 큰 공원인 보스턴 커먼(Boston Common)을 방문하게 되었다. 그린라인 보일스턴 역에서 내리면 바로 보스턴 커먼과 연결되는데, 이 곳에 위치한 멕시칸 식당 로자 멕시카노에는 야외 공연을 하는 자리도 마련되어 있었다. 밍샤오와 나는 먼저 도착했고, 팅 바오도 미팅을 마치고 바로 합류했다. 우리는 타코, 또띠야와 함께 맥주를 시켜 먹으면서 그룹사운드 공연을 구경했는데, 보컬 가수가 얼마 전 암으로 돌아가신 아버지 이야기를 하며 울먹거렸다. 우리는 동서양을 막론하고 암이라는 질병이 누구에게나 닥칠 수 있고, 또 본인과 그 가족들에게 많은 고통을 준다는 이야기를 나누었다.

팅 바오가 먹었으니 칼로리를 소비하자며 걷자고 제안하였다. 우리는 우선 보스턴 커먼을 둘러보았다. 중간에 인상 깊은 조형물이 있었는데, 두 사람의 팔이 서로 부둥켜 있는 듯한 모습의 '더 임브레이스(The Embrace)'였다. 밍샤오와 팅 바오도 이것을 처음 본다고 했다. 읽어보니 2023년 1월에 마틴 루터 킹(Martin Luther King)과 부인인 코레타 스콧 킹(Coretta Scott King)을 기리기 위해 설치되었다고 하는데, 특히 1964년 마틴 루터가 노벨 평화상을 수상한 후 두 사람의 포옹하는 순간을 포착하여 조각한 것이라고 한다. 나는 이 동상을 보면서 통합의학에서의 전통의학과 현대의학의 포옹을 떠올려보기도 했다.

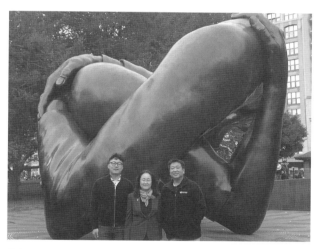

〈'더 임브레이스' 앞에서 밍샤오 양, 팅 바오와 함께〉

좌측에 바로 위치하고 있는 퍼블릭 가든은 좀 더 작고 아기자기한 분위기였다. 특이한 것은 오리들이 한 줄로 걸어 다니는 모습을 조각물로 표현한 '덕클링(Duckling)'이었다. 우리는 찰스 강변으로 가기 위해 비컨힐 거리를 지났는데, 팅 바오가 중간에 잘 들리는 서점이 있다고 하여 비컨힐 서점에 들어가 보았다. 1층에서 책 읽어주는 이벤트가 진행 중이었고, 아기자기한 분위기의 2층과 3층으로 올라가는 계단이 있었고, 2층에는 아이들을 위한 아동서적과 예쁜 방이 꾸며져 있는 것이 인상적이었다. 또 아까 퍼블릭 가든에서 본 덕클링 책도 전시되어 있어 더욱 반가웠다. 서점을 나와서는 찰스 강변을 걸었는데, 조깅이나 산책을 할 수 있게 조성이 잘 되어 있는 에스플래나드(Esplanade)에 다다랐다. 아인슈타인(Albert Einstein)을 닮은 동상을 보고는 다가갔는데, 보니까 '아서 피들러(Arthur Fiedler)'라는 보스턴 팝스 오케스트라의 전설적인 지휘자의 조각상이어서 우리 셋은 서로 마주보며 웃었다. 강변에서 보이는 MIT와 캔달 스퀘어(Kendall Square)는 세계 최고의 벤처타운이라는 명성에 걸맞게 밝은 불빛을 내비치고 있었는데, '만약 대전에도 이처럼 카이스트와 대덕 연구단지 쪽이 바이오산업과의 연계를 통해 클러스터를 조성한다면(이미 많은 계획이 진행되고 있다고 한다) 좋겠다'라는 생각을 해보았다.

마지막으로는 명품 쇼핑거리인 비컨 스트리트를 거쳐 팅 바오가 대학교 시절 종종 들렸다는 트리던트 서점에 가서 간단한 디저트와 차로 산책을 마무리하였다.

또 하루는 팅 바오가 밍샤오와 내게 웨즐리 대학이 경관이 좋으니 한번 놀러 갔다 오자고 제안을 하였다. 앞서 말한 대로 팅 바오는 웨즐리 대학에서 생명공학을 전공했다. 웨즐리 대학은 1875년에 개교한 미국 매사추세츠주에 소재한 사립 여자 리버럴 아츠 칼리지(Liberal Arts College)다. 서구권의 대부분 대학이 여성에게 입학을 허가한 것은 1960년대 후반이기 때문에 그 이전 시대의 여학생들은 당시 여대 중 명성을 자랑하던 웨즐리에 입학하곤 했다. 웨즐리를 졸업한 대표적인 명사가 빌 클린턴 미국 대통령의 부인인 힐러리 클린턴(Hillary Rodham Clinton)과 미국 최초 여성 국무장관인 매들린 올브라이트(Madeleine Albright)등이다.

업무를 마친 후 우리는 펜웨이로 가서 기차를 탈 예정이었는데, 내가 깜빡 열쇠를 사무실에 놓고 오는 바람에 기차 시간에 차질이 생겼다. 아무튼 이동하여 나름 유명한 햄버거집인 왈버거에서 저녁 식사를 하면서 다음 기차 시간을 기다린 후 근처에 위치한 랜스다운 역에서 웨즐리스퀘어까지 프래밍햄·워세스터 라인을 타고 이동을 했다. 보스턴 도착해서 트램 말고 기차는 처음 타보는 거라 나름 여행 느낌도 나고 신선했다.

웨즐리의 교정은 팅 바오가 말한 대로 멋진 공원과도 같았다. 여러 나무가 우거진 숲속 길을 가로질러 본교 건물까지 도착했는데, 건물 양식 역시 고전 고딕양식에서 모더니즘까지 세련된 풍채를 뽐내고 있었다. 또 캠퍼스 내의 와반 호수에는 물오리 떼가 평화로이 나다니고 오래된 참나무와 소나무들이 우거져 있는 멋진 산책로가 조성되어 있었다. 뉴욕 센트럴파크 조경에도 참가한 프레드릭 로 옴스테드 주니어(Frederick Law Olmsted Jr.)는 1902년 웨즐리에서 연구를 시작, 고원과 가장자리에 건물을 그룹화하여 계곡을 보존함으로써 이 지역의 빙하 지형을 강조하는 계획을 세웠다.

"단순히 아름다울 뿐만 아니라 내가 아는 한 이 나라의 다른 어떤 대학에서도 볼 수 없는 뚜렷한 개성을 가지고 있습니다. 웨즐리는 아름답기만 한 것이 아니라 내가 아는 한 미국의 다른 어떤 대학에서도 대표되지 않는 뚜렷한 개성을 지닌 곳입니다."

그는 이 지역의 빙하 지형이 캠퍼스에 '독특한 종류의 복잡한 아름다움'을 준다고 믿었다고 한다. 1920년대가 되어서야 옴스테드는 캠퍼스 개발에 초대되었는데, 그는 부친의 디자인 철학을 따라 이곳의 자연미를 보존하고자 했다. 옴스테드 주니어는 "대지의 자연적 구성을 활용하여 건물을 클러스터로 구성하고 호수를 사각형과 안뜰로 구성했다. 토착 식물과 이국적인 식물이 늘어선 구불구불한 길과 산책로는 도로를 최소화하면서 캠퍼스 기능을 연결한 것이다"라고 설명했다.

우리 일행은 웨즐리 탐방을 마친 후 마침 추석(중추철)을 맞아 둥그렇게 떠 있는 보름달을 보면서 각자의 소원을 빌었는데, 특히 나는 이번 연수 기간 중 대한민국의 통합암치료 발전에 도움이 되는 시스템과 아이디어, 그리고 인맥을 이곳 하버드에서 얻게 되길 기원했다. 웨즐리 대학 투어를 마친 후에는 근처 제이피 릭이라는 아이스크림 집에 들러 함께 대화를 나누었다.

"오늘 캠퍼스 투어를 할 기회를 줘서 감사하다. 특히 팅 바오가 졸업한 웨즐리였기에 그 의미가 더욱 깊은 것 같다. 비록 통합암치료가 역사가 오래되지는 않았지만, 각자의 위치에서 이를 발전시키는 것은 매우 가치 있는 일이다. 나중에 언젠가 이렇게 유서 깊고 조경이 멋진 명문 대학과도 같이 계속 발전해나가면 너무 좋을 것 같다."

투어를 마치고는 각자 리프트(Lyft)로 차를 불러 귀가를 하였는데 계속 따라오는 것처럼 보이는 보름달이 이번 연수 기간의 앞날을 밝혀주는 램프 역할을 해주는 듯했다.

이후에도 자킴 통합의학팀의 화요일 저녁 노스앤드, 현대미술관, 이자벨라 가든, 알스턴의 맛집 탐방 등 보스턴 나들이는 지속되었으며, 특히 팅 바오와 함께 트램을 타고 귀가하면서 많은 이야기를 나눌 수 있었다. 그녀와의 지속적인 교류를 통해 세계적인 수준의 통합종양학을 대한민국에 이식할 수 있기를 기원하는 바이다.

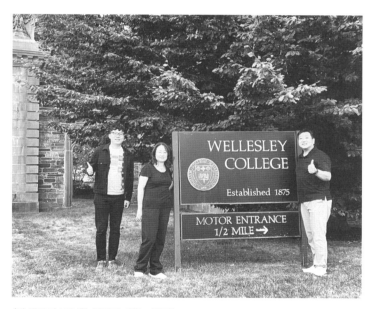

〈팅 바오가 졸업한 웨즐리 대학 나들이〉

자킴 센터에서 만난
헨리 데이비드 소로우의 수필집 《월든》

　자킴 센터 입구에는 환자나 보호자들을 위해 대여해주는 책들이 몇 권 구비되어 있는데, 온 지 며칠 지나지 않아 우연히 19세기 미국의 위대한 저술가이자 사상가인 헨리 데이비드 소로우(Henry David Thoreau, 1817~1862)의 수필집 《월든》이 놓여 있는 것을 발견하게 되었다. 소로우는 1817년 여름 보스턴 북쪽에 있는 매사추세츠주의 작은 마을인 콩코드에서 태어났다. 그는 1837년에 하버드 대학을 졸업해서 교사가 되었지만, 학생들을 벌주거나 성공을 강압하는 현실이 싫어서 하던 교사 일을 그만두고 형과 함께 진보적인 대안학교를 열었다. 하지만 형의 건강이 나빠져 오래 운영하지는 못했다.

　소로우는 명문 대학을 졸업했으나 안정된 직업을 갖지 않고 측량 일이나 목수 일 같은 정직한 육체노동으로 생계를 유지하는 것을 선호하는 자연주의적 사상을 가진 사람이었다. 그는 일정한 직업 없이 부모님의 연필 제조업을 돕거나 측량사, 목수, 가정교사로 일하며 틈틈

이 강연과 글쓰기를 이어갔다. 또 철학자 랄프 왈도 에머슨(Ralph Waldo Emerson)과도 깊은 교류를 나누었는데, 그의 물질세계를 넘어선 영적·정신적·철학적 탐구를 지향하는 초월주의의 영향을 많이 받아 오버-소울(Over-Soul, 자신을 신뢰하는 자)의 고독의 훈련소로 이곳 월든 호수를 선택했다. 그는 노예제도와 멕시코 전쟁에 반대해 세금을 내지 않아 감옥에 갇히기도 했는데, 이 경험을 바탕으로 쓴 《시민불복종》은 훗날 간디와 마틴 루터 킹의 비폭력 운동에 큰 영향을 주게 된다.

　수필집 《월든》은 헨리 소로우가 1845년부터 콩코드 지역에 위치한 월든 호숫가의 숲속에 들어가 통나무집을 짓고 밭을 일구면서 소박하고 자급자족하는 생활을 하며 저술한 책이다. 그는 자연과 조화를 이루는 삶을 실천하기 위해 월든 호숫가에 작은 오두막을 짓고 이곳에서 '일주일 중 하루는 일하고 엿새는 정신적인 삶에 정진하는 삶이 가능한지'를 확인하면서 《월든》을 집필한 것이다. 이 책은 자연과 더불어 사는 삶의 중요성을 강조하며, 현대인들에게도 큰 깨우침을 주는 고전으로 자리매김하고 있다. 대자연의 예찬인 동시에 문명사회에 대한 통렬한 비판적 내용을 담았으며, 그 어떤 것에 의해서도 구속받지 않으려는 한 자주적 인간의 독립 선언문의 성격을 띠고 있기도 하다.

　자킴 통합의학센터 앞에서 이 책을 발견한 나는 순간적으로 얼어붙는 듯한 느낌이 들었다. 통합의학과 소로우의 철학이 일맥상통함을 발견한 순간이었다. 보스턴에 거주하는 동안 꼭 월든 호수를 가보리라고 마음먹게 되었고, 민박집 캐서린 사모님이 마침 교회가 그쪽 가는 방

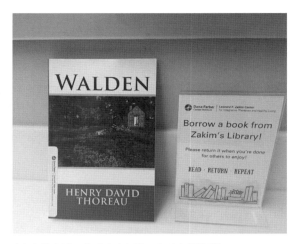

〈자킴 센터 입구에 비치되어 있는 수필집 《월든》〉

향이니 일요일에 갈 때 함께 가자는 말씀을 해주셨다. 당신도 아들 엘리엇과 예배 후 종종 들려 산책을 하던 장소라고 하셨다. 오전에 도착해보니 날씨가 좋아 그런지 꽤 많은 사람들이 벌써 방문자 센터와 근처의 복원된 오두막집 등에서 관람을 하고 있었다. 복원된 집 안은 정말 3~4평 남짓한 공간에 침대와 책상, 화로 등 생활에 꼭 필요한 것들만 들어가 있는 단출한 살림으로 이루어져 있었고, 마치 보스턴 엘리엇 하우스에 있는 내 방과도 흡사하다는 생각이 들었다. 이후 호수 주변을 따라 걷기 시작했는데 여러 방문객들도 가을 단풍이 들기 시작하는 청량한 날씨를 즐기면서 호숫가를 거닐고 있었고, 심지어는 추울 듯한데 수영을 하는 사람들도 눈에 띄었다. 소로우가 살았던 곳은 돌덩이 등 흔적만 남아 있었으며, 이곳에서 바라보는 월든 호수와 주변의 숲 환경은 그가 가진 '단순한 삶'이라는 사상을 실현하게 하는 데 많은 영향을 주었을 것이다. 나 역시 이후로 '통합암치료라는 한 가지만 바라보는 보다 단순하고 명료한 삶을 살아가야겠다'는 다짐을 하면서 1시간 남짓 호수를 돌아보았다. 이날 이후 나는 시간이 되는 일요일에 몇 번이나 다시 와서 호수를 따라 오솔길을 돌면서 계절의 변화에 따른 주변 모습들과 미처 발견하지 못했던 곳들을 발견하고 또 동시에 소로우의 사상을 되뇌곤 했다. 이곳 월든 호수는 내 보스턴 연수 시절의 최고의 힐링과 명상의 장소로 자리매김했다.

소로우는 근래 21세기에 더욱 중요시되는 환경보호운동의 실질적인 최초의 주창자이며, 그가 주창한 단순한 생활, 절대적인 자유의 추구, 자연과 더불어 항상 깨어 있기, 실천을 통한 교육 등은 세월이 바뀌어도 지성인들의 꾸준한 사랑을 받으며 현대인들에게 시사점을 주어왔다. 자연과 조화를 이루는 삶, 소박하고 검소한 삶만이 인간에게 진정한 행복을 가져다줄 것이라는 소로우의 사상은 이곳 다나파버의 자킴 통합의학센터에서 추구하는 인간 중심의 전인적 건강 사상과 너무도 부합하지 않을는지…. 그래서 이 책이 이곳 자킴 센터 입구에 비치되어 있지는 않나 추측해본다.

매사추세츠 크리팔루 요가 센터
방문 및 국제 요가 학술대회 참가

　도착한 지 얼마 되지 않은 10월 중순에는 매사추세츠주 스톡브리지 지역에 위치한 크리팔루 요가 센터에서 국제 요가 학술대회가 진행되었다. 팅 바오가 이곳에 강사로 초대되었기에 본인이 차를 렌트하고 또 참가비 감면 혜택도 줄 수 있으니 내게 혹시 함께 참가할 의향이 있는지를 물어보았다. 나름 요가 컨퍼런스라는 주제가 신선하기도 했고, 또 어떤 내용일지도 궁금하였기에 나는 바로 '예스'라고 대답하였다. 그렇게 단풍이 물든 매사추세츠주의 짧은 가을 학술여행이 시작되었다. 우선은 백베이에 위치한 렌트카 회사에 들러 차를 빌렸는데 공교롭게도 한국 차인 기아 쏘울이었다. 그녀는 한국 차가 미국에서 인기가 높다고 차 배정에 만족스러워하였다. 그렇게 도심을 빠져나와 I90 고속도로를 탄 우리는 보스턴에서 서쪽으로 차로 3시간여를 이용해야만 하는 크리팔루 요가&건강 센터로 향하게 되었다.

크리팔루 요가&건강 센터 홈페이지

스와미 크리팔루(Swami Kripalu)는 1913년 인도 구자라트에서 태어나 17살 때부터 요가, 아유르베다, 생리학, 심리학, 요가 경전을 포함한 고대 문헌에 관한 공부를 시작했다. 그리고 이후 수십 년 동안 수련을 거듭하고 또 요가의 고대 가르침을 현대의 수련자들에게 적용하는 일을 하게 된다. 이후 크리팔루의 가장 가까운 제자 중 한 명인 암리트 데사이(Amrit Desai)가 1960년 필라델피아 예술대학으로 유학을 와서 요가를 가르치기 시작했고, 1966년 비영리 단체인 펜실베니아 요가협회를 설립했으며, 1975년 펜실베이니아주에 큰 규모의 시설을 매입하여 요가 건강센터를 건립하였다. 1977년 크리팔루는 직접 미국으로 건너와 강연과 가르침을 전하며 인생의 마지막 4년을 보내고 1981년 인도로 돌아가 얼마 지나지 않아 사망한다. 1983년 이 단체는 매사추세츠주 스톡브리지에 옛 예수회 수도원을 매입하여 크리팔루 요가 건강센터를 오픈하여 프로그램을 운영 중인데, 현재는 171개 객실을 보유하면서 매일 아침 6시 반부터 저녁 8시 반까지 약 1시간 간격으로 촘촘히 짜여 있는 다양한 요가와 명상 프로그램을 진행 중이다.

나는 하룻밤을 지내면서 저녁의 숙면 요가와 아침의 일출 요가, 두 프로그램에 참석을 해보았다. 저녁의 숙면 요가는 신기하게도 누워서 시행하는 것으로, 강사가 숙면에 도움이 될 수 있도록 유도하는 말을 하면서 싱잉볼 소리를 계속 내어주다 보면 어느새 잠이 들게 되는 프로그램이었다. 또 아침에 운영되는 일출 요가 프로그램은 초·중급 정도의 수준으로, 반가부좌를 틀고 명상을 하고 또 강사의 지시에 따라 어느 정도 난도(難度)가 있는 요가 동작을 하고 있노라면 창밖으로 태양이 떠오르는 것을 마주할 수 있었다.

우리는 또한 국제요가강사 협회에서 주관하는 학회에도 참석하였는데, 이는 1989년부터 시작한 30년 이상의 긴 역사를 가진 학술대회였다. 클리블랜드 클리닉의 가정의학과 의사인 로버트 사터, 엘에이 캘리포니아 주립대학의 신경과학자인 잭 펠드만, 다나파버 암연구소의 통합종양학자인 팅 바오, 샌프란시스코 캘리포니아 주립대학의 엘리사 에펠 등 저명한 학자들이 요가의 기전과 효능에 대한 과학적이고 객관적인 최신 내용을 발표하고 토론하는 수준 높은 학술대회가 진행되었는데, 이 전체를 주관하는 사람은 바로 하버드 의대 수면의학센터의 신경학자인 샛 비르(Sat Bir)였다.

이 학술대회와 요가 수업에 참여하기 위해 전국에서 모여드는 미국인들을 보고 있노라니 무척이나 신기하였다. 막연히 물질적으로 더 많이 치우쳐 있을 거라고 생각했던 미국인들이 오히려 더 정신세계를 추구하고, 그것도 동양에서 기원한 요가나 명상 프로그램들을 보다 체계적이고 과학적으로 접근해서 프로토콜과 표준안을 만들어내는 이들만의 방식은 혀를 내두르게 하였다. 또 이곳 스톡브리지의 어우러진 가을 단풍과 아름다운 호수의 풍경은 '힐링'이라는 단어만으로는 담아지지 않을 만큼 충분한 감동을 주었다. 서양에서 꽃을 피우는 동양 철학과

의학. 이곳 스톡브리지의 요가 센터에서 경험한 짧았던 학술여행은 한의학과 통합의학이 앞으로 나가야 할 방향을 명확히 제시해준 너무도 의미 있는 시간이었다. 팅 바오와 함께 보스턴으로 돌아오는 차 안에서 나는 이렇게 이야기했다.

"이런 자리에 참여할 수 있게 해줘서 정말 고맙다. 내 안에 있던 본성을 다시 일깨우게 해준 시간이었다. 한국에 돌아가면 꼭 요가명상 수련원에 등록하여 이전에 수행했던 호흡명상 등을 다시 시작할 것이다."

나는 실제로 귀국한 후 집 근처의 요가명상 수련원에 등록하여 주중 하루 1시간씩 내면으로 집중하는 시간을 생활패턴 속에 포함시켰기에 보스턴 연수 기간 중 이곳을 방문한 경험은 내게 너무도 소중하였다.

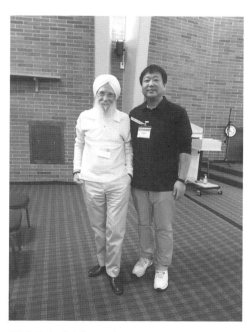

〈국제 요가 세미나를 주관하는 하버드 의대의 샛 비르 교수와 함께〉

캘리포니아에서 개최된 국제 통합암학회, 그리고 반가운 얼굴들

　제21회 국제 통합암학회가 캘리포니아 얼바인 근처의 코스타메사에서 개최되었다. 보스턴에서는 엘에이 공항(LAX)까지 무려 비행기로 6시간이나 떨어져 있고 3시간의 시차가 나는 곳이었다. 이번 학회에는 나의 보스턴 생활에 있어서 이미 경험한 2년간의 노하우를 전달해주고 있는 든든한 동지인 한의학연구원 이준환 박사님이, 비록 전공은 다르지만 함께하기로 한 터라 나름 발걸음이 가벼웠다. 민박집에서 공항까지는 리프트나 우버를 이용할까 하다가 보스턴의 MBTA(전철) 시스템을 시험 삼아 이용하기로 결정하고 이른 새벽 출발하였는데, 최종적으로 공항 터미널까지는 1시간이 조금 넘게 밖에 안걸려 예상보다는 빨라 나름 이용할 만하다는 생각이 들었다.

　우리는 유나이티드 에어라인(UA)을 이용하였는데 전날부터 미국 핸드폰에 깔아놓은 앱으로 체크인을 진행하고, 계속해서 앱으로 전달되어 오는 메시지를 따라 움직였다. AI 시스템이 탑재된 이 앱은 시간마다 진행 과정에 맞춰 안내를 해주어 국내 항공사들의 시스템보다 좀 더 앞서나간다는 느낌이 들었다. 이전과는 달리 지금은 부치는 짐은 별도 요금을 내야 하고 기내용 여행 가방 하나와 배낭 하나만을 가지고 타는 것이 대세였다. 나 또한 미리 앱을 통해 체크인을 한 상황이라 기내용 짐만을 가지고 바로 공항 검색대를 통과하니 간편하고 체크인 시간도 많이 단축되었다.

6시간의 비행 후 엘에이 공항에 도착하여 핸드폰을 켜보니 한국에서 온 제자인 부산대 한의학전문대학원의 박소정 교수와 김동현 박사가 미리 도착하여 우리 쪽 공항 터미널에 와서 기다리고 있었다. 미리 시간이 맞으면 함께 이동하자고 했는데, 공항 입국수속 시간이 길어 우리와 함께 출발할 수 있게 된 것이었다.

캘리포니아의 날씨는 너무도 화창했다. 하버드만 아니었더라면 보스턴이 아닌 이곳으로 연수를 와도 참 좋겠다는 생각도 들었다. 이번 학회에는 한국에서 부산대팀뿐만 아니라 일산차병원, 경희대, 대구한의대, 치휴한방병원 등등 대한통합암학회(KSIO)의 임원진들이 참석해주어 한국에서 온 반가운 얼굴들을 마주할 수 있었다. 도착 당일에는 호텔 앞의 사우스코스트 프라자에 위치한 식당에서 미국 통합의학연구원(AIMI) 마이클 리 회장님과 스테이시 박 부회장님과의 만남이 있었다. 이미 대한암한의학회, 대한통합암학회를 통해 한국에서 수차례 만났고 또 협약(MOU)이 맺어진 터라 이곳에서의 재회가 더욱 의미가 있었다.

이번 국제 통합암학회는 시티오브호프(City of Hope) 병원의 통합암센터장인 리차드 리(Richard Lee)가 주관을 하였다. 그는 12년 전 내가 MD

앤더슨 암센터에 있을 때 함께 근무했었는데, 이후 이곳 센터장으로 자리를 옮긴 것이다. 특히 최근 미국에서 유명한 프랜차이즈 패스트푸드 중국 음식점인 판다 익스프레스에서 1억 달러(한화 약 1,450억)의 기부금을 받으면서 그의 위상이 더욱 높아졌다고 한다.

학회 기간 중 오랜 친구인 이스라엘 천연물센터 센터장인 사하르 레브아리(Shahar Levari)를 만났다. 그는 현재 스탠포드 대학으로 이직을 하

제21회 국제 통합암학회(SIO) 컨퍼런스 참관기

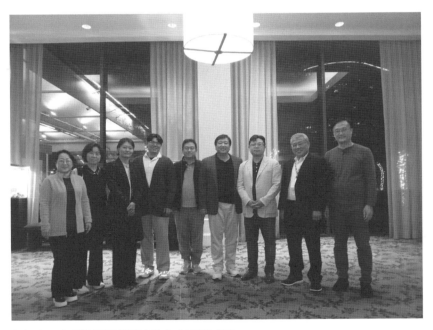

〈제21회 국제 통합암학회 한국인 참가그룹 단체 사진〉

여 미국에서의 새로운 인생을 준비한다고 했다. 또 통합암학회지의 편집위원인 시카고에서 온 샬롯 잘렌할(Charlotte Gyllenhaal), 이탈리아에서 온 마시모 보누치, 미국 국립보건원 단 시(Dan Xi) 등 오랫동안 국제 통합암학회에서 만난 반가운 얼굴을 볼 수 있었다.

또한 시카고에 위치한 시티오브호프 병원 분원에서 침술을 시행하고 계신 안승옥 원장님, 아리조나에서 활동하고 계신 박연희 원장님, 그리고 볼티모어에서 오신 이영주 원장님 등 한인그룹과 함께 어울려 방문한 근처 북창동 순두부집에서의 저녁식사는 연수 기간 중 여정 속의 오아시스와 같은 느낌으로 다가왔다. 특히 마지막 날 세션에서 개인 일정으로 참여하지는 못했지만, 대전대학교에서 내게 박사학위를 취득하고 현재 뉴욕 메모리얼 슬론 캐터링에서 박사후과정으로 근무하고 있는 곽은빈 박사가 SIO 최고논문상을 수상한 것은 큰 의미로 다가왔다. 2025년 제22회 국제 통합암학회는 이곳 보스턴 하버드 의대에서 열릴 예정이다. 보스턴 학회에서는 보다 새로운, 또 발전적인 주제로 세계와 어우러지는 대한민국의 통합암치료의 장이 펼쳐지길 기대해본다.

시티오브호프 병원,
그리고 판다 익스프레스의 1,450억 기부

    시티오브호프 병원은 캘리포니아에 위치한 국가거점병원으로, 혈액암 연구와 세포치료 분야에서 세계적으로 유명하다. 나는 이전 시티오브호프 병원 연구소에 근무하셨던 남상길 박사님이 한국에 오셨을 때 인연이 되어 대전대학교 한의과대학에서 보유하고 있는 한약 추출물 1,000여 종 라이브러리에 대해 당시에 최신기술이었던 고속 대량 검색(HTS) 방식을 사용해 공동 연구를 진행한 바 있다. 결과적으로 청바지의 염색 원료가 되는 '청대'라는 한약의 주요 성분인 인디루빈이 만성골수성 백혈병 세포의 증식을 억제한다는 효능 및 그 기전을 밝혀내어 그 결과를 분자 종양학(Molecular Oncology)이라는 높은 수준의 국제학술지에 2012년 발표하였다[*]. 당시에 이를 위해 시티오브호프 병원을 국제 통합

---

[*] Nam S, Scuto A, Yang F, et al. Indirubin derivatives induce apoptosis of chronic myelogenous leukemia cells involving inhibition of Stat5 signaling. Mol Oncol. 2012 Jun;6(3):276-83. doi: 10.1016/j.molonc.2012.02.002

암학회에 참석 시마다 수차례에 걸쳐 방문했던 터라 이번 시티오브호프에서 주관하는 캘리포니아 학회 참가 기회가 내심 반갑기도 하였다.

앞서 언급한 대로 판다 익스프레스는 시티오브호프 병원의 통합암센터에 1억 달러, 즉 한화로 1,450억 원을 기부하였다. 이는 시티오브호프 병원 역사상 암치료를 위한 단일 자선 단체로는 최대 규모이며, 판다 자선 가족 재단이 다른 단체들에 기부한 것 중에서도 최대 규모이다. 판다 익스프레스의 창립자이자 대표인 페기 청(Peggy Cherng)은 다음과 같이 말했다.

"판다 레스토랑 그룹은 50년 전 음식을 통해 동서양의 최고의 맛과 문화를 하나로 모으는 비전으로 시작되었습니다. 이와 같은 정신으로 청 가족 통합암센터가 동서양 의학의 최고의 치료기술을 하나로 모아 지역사회의 전인적 치유를 실현하는 모델이 되기를 바랍니다. 판다의 핵심 가치 중 하나는 기부를 실행하는 것이며, 판다 자선 가족 재단의 이번 기부를 통해 암환자의 생명을 구할 뿐만 아니라 삶의 질을 개선하기 위한 통합암치료 영역을 개척하는 데 도움을 줄 수 있게 되어 무척 기쁘게 생각합니다."

시티오브호프 병원에서는 이를 위해 통합암센터의 명칭을 청 가족 통합암센터로 명명하고, 그 책임자로 현 센터장인 리차드 리를 임명하였다. 시티오브호프의 통합암센터에서는 암과 그 치료 부작용을 예방하고 관리하기 위한 새로운 근거 기반 표준을 지속적으로 제시하기 위해, 연구자들과 함께 완화 및 지지치료 의학 분야에서 15년 이상 연구를 이끌어왔다. 청 가족 통합암센터는 암환자와 주치의가 안전하고 입증된 접근 방식에 접근할 수 있도록 보장하는 데 필요한 연구, 교육 및 임상 치료를 발전시킬 예정이다. 시티오브호프 병원의 의료원장인 한국계 의사 에드워드 김은 다음과 같이 언급했다.

"청 가족 통합암센터는 환자에 대한 긴급한 요구를 충족하고 우리가 봉사하는 다양한 지역사회와의 연결을 강화하는 중개 연구, 신약 개발 및 종합적 치료의 진원지가 될 것입니다. 이미 시티오브호프는 과학적으로 엄격한 과정을 통해 새로운 표준치료를 만들고 있습니다. 우리의 비전은 암환자들의 치료 받는 방식을 변화시키는 통합암치료의 최종 목표를 달성하는 것입니다."

내 추측이지만 청 패밀리가 리차드 리와 같은 대만 출신이라는 것도 금번 기부 결정에 어느 정도 영향을 미치지 않았나 하는 생각이 든다. 이번 국제 통합암학회에 참가하면서 알게 된 판다 익스프레스의 시티오브호프 병원 통합암센터에 대한 거액 기부 사실. 기부 문화에 그리 익숙하지는 않지만 1,000억이 넘는 엄청난 기부가 그것도 통합암센터에 대해 단독으로 이루어지는 것을 눈앞에서 바라보면서, 미국에서 시작된 통합암치료의 혁명이 결국 암치료의 대세가 될 것이고, 또 전 세계의 표준의료가 될 것이라는 것을 다시 한번 확인한 순간이었다.

팅 바오의 암환자에 대한
고용량 비타민 C 주사치료 강의

다나파버 암연구소에서 의료진들을 위한 팅 바오의 암환자 비타민 C 주사치료 특강이 개최되었다. 고용량 비타민 C 정맥주사는 미국에서 시작된 치료이니만큼 오랜 시간 동안 많은 연구가 이루어졌으나 아직은 통상적인 치료로 인정받지 못하고 보완대체적인 치료로 남아 있다. 국내에서도 많은 암환자분들이 암전문 요양 및 한방병원에서 고용량 비타민 C 주사치료를 받고 있지만, 이에 대한 효과는 좀 더 연구되어야 할 부분이 많다.

최근 미국 국립암연구소(NCI)에서는 그 연구의 필요성을 느끼고 보다 대규모의 연구지원을 계획하고 있는데, 이에 대한 준비를 위해 다나파버에서 팅 바오의 강의를 계획한 것이다. 그녀는 우선 이러한 배경을 설명하고 고농도 비타민 C 주사요법이 암세포를 사멸할 수 있다는 근거는 있으나 보다 효과적인 치료를 위한 농도 및 적응증 선정의 중요성을 강조하였다. 최근 발표된 췌장암에 대한 고용량 비타민 C 주사치료는 표준치료에 비해 췌장암환자의 전체 생존 기간 및 무진행 생존 기간을 2배 가까이 증가시킨다는 결과를 보여 매우 효과적임을 입증한 바 있다[*].

하지만 모든 암종에 비타민 C 주사치료가 효과적인 것은 아니며, 전립선암에 있어서 도세탁셀과 병용치료를 한 결과, 오히려 전체 생존율이 더 낮아지고 효과가 없다는 것이 중간 분석에서 나타나 임상시험이 조기 종료되었다[**].

암세포는 포도당 수송체를 통해 비타민 C를 흡수하며, 이를 이용하여 산화 스트레스로 인한 세포사멸을 유도하게 된다. 따라서 PET 양성 반응이 높은 환자를 선택하여 고용량 비타민 C 치료를 하는 것이 효과적이라는 연구도 있었다. 교모세포종(GBM)에 대한 비타민 C 임상시험이 진행되었는데, 고용량 비타민 C 주사치료와 테모졸로마이드 및 방사선 치료를 병행하면 그 생존율이 향상되었고, 특히 PET 양성 반응이 높은 환자들에게 무진행 생존 기간이 늘어났다.

즉 FDG-PET 검사는 암 진단에 효과적으로 T2 MRI를 바이오마커(biomarker)로 활용하여 비타민 C 주사치료의 효과를 예측하는 것이 가능

[*] Bodeker KL, Smith BJ, Berg DJ, et al. A randomized trial of pharmacological ascorbate, gemcitabine, and nab-paclitaxel for metastatic pancreatic cancer. Redox Biol. 2024 Nov;77:103375. doi: 10.1016/j.redox.2024.103375

[**] Paller CJ, Zahurak ML, Mandl A, et al. High-Dose Intravenous Vitamin C Combined with Docetaxel in Men with Metastatic Castration-Resistant Prostate Cancer: A Randomized Placebo-Controlled Phase II Trial. Cancer Res Commun. 2024 Aug 1;4(8):2174-2182. doi: 10.1158/2767-9764.CRC-24-0225

하다는 결과를 발표한 것이다[*].

연구의 중요성은 모두 다 치료하는 만병통치약을 개발하는 것이 아니라 잘 치료되는 특정한 적응증을 밝혀내는 것에 있다. 국내에서도 많이 이용되고 있는 고용량 비타민 C 주사치료 임상연구가 이곳 다나파버에서 대규모로 확증형 임상연구가 진행되어 향후 암환자들에게 보다 유용하게 사용되기를 기대해본다.

[*] Petronek MS, Monga V, Bodeker KL, et al. Magnetic Resonance Imaging of Iron Metabolism with T2* Mapping Predicts an Enhanced Clinical Response to Pharmacologic Ascorbate in Patients with GBM. Clin Cancer Res. 2024 Jan 17;30(2):283–293. doi: 10.1158/1078-0432.CCR-22-3952

시진핑이 지지하는
중국 전통의학 학회 참가

　나는 인턴을 마치고 중국 중의과학원 산하 베이징 광안문 병원에서 6개월간 연수를 한 경력을 가지고 있다. 이때의 인연으로 인해 이후에도 광안문 식구들을 미국 국제 통합암학회 등에서 계속 만날 수 있었고, 또 중국에서 열리는 학회에도 초청을 받아 참석할 수 있었다. 이번 연수 기간 중 2024년 12월에 세계 전통의약대회가 세계보건기구(WHO)와 함께 '다차원, 전통계승, 혁신 : 모두를 위한 전통의학'이라는 주제로 베이징 국가과학기술원에서 개최되었다. 이미 연수 오기 전 초청장을 받고 참석을 확정했던 터라 나는 일시 귀국하여 대한통합암학회 및 대한암한의학회 추계학술대회, 석박사 논문 심사 등 국내 일정을 마무리하고, 곧장 중국으로 향했다. 되도록 학회 차원에서 참석하는 것이 향후 국제관계 등을 고려했을 때 좋을 것 같아 여기에는 몇몇 대한암한의학회 임원들도 함께 동행했다.

　코로나 시절 이후 방문한 베이징의 모습은 이전과는 사뭇 달랐다.

거리가 많이 깨끗해졌고 하늘 또한 몹시 맑았다. 예전 우중충하고 약간은 촌스러운 도시의 분위기가 아닌, 세련된 느낌이 났다. 국가과학기술원에는 세계 각국에서 초청된 주요 인사들 때문인지 안면인식과 QR코드가 없이는 회의장 입장 자체가 불가능하였다. 택시 등에서도 QR코드가 없으면 결제가 어려웠는데, 카드도 안 받고 잔돈 또한 택시운전사는 가지고 있지 않아 현금 사용 시 호텔에 도착해서 바꾼 후에야 돌려받을 수 있었다.

이번 학회의 성격은 세계 전통의학의 주도권을 중국이 이끌겠다는 의지를 천명하는 자리였다. 이미 인도는 아유르베다를 중심으로 전통의학을 세계적으로 전파하고 있다. 앞에서도 언급했듯이 요가가 미국에서 과학적으로 연구되고 있고, 또 수많은 서양인들이 요가명상에 심취되어 수련하는 모습을 보면서 무척이나 놀란 바 있다. 인도가 2023년 세계 전통의학 학회를 2년에 한 번씩 인도 중심으로 개최한다고 하니 기세에 위기를 느낀 중국이 전통의학의 종주국임을 알리고자 WHO와 함께 2024년부터 2년에 한 번씩 중국에서 국제학회를 개최하겠다고 응수한 것이다. 한국에서도 보건복지부, 한의약진흥원, 대한한의사협회, 한국한의학연구원 등에서 초청을 받은 인사들이 함께 참여한다는 사실을 학회 기간 임박해서야 알게 되었다. 중국의 큰 학회는 특히 주석인 시진핑(習近平)의 축사가 제일 먼저 대리인을 통해 진행되는 경우가 종종 있는데, 이번 학회에서도 역시나 이러한 광경이 연출되었다.

아무튼 대한암한의학회를 중심으로 한 10여 명의 우리 팀은 코로나 시기 이후 한중관계의 회복 및 향후 상호 발전도모를 목적으로 학회에 참석했으며, 마침 평소에 잘 따르던 한의대 본4 학생 둘이 자원하여 함께하였다.

중국 베이징 세계전통의약대회 및 중의과학원 광안문병원 참관기

특히 광안문병원의 멤버들을 오랜만에 다시 볼 수 있다는 사실에 무척이나 기뻤다. 25년 전 연수 시 알았던 인연이 지금까지 오래오래 이어지고 있었고, 잊지 않고 초청해준 것에 너무도 감사했다. 또한, 지속적으로 발전하고 있는 광안문병원 종양과의 상황도 여전히 부럽기만 했다. 병동 참관 시 이전과 달라진 것은 좀 더 한의학적인 치료 방법들이 임상에 활용되고 있는 점이었다. 나는 이후 국내에서 열리는 대한암한의학회나 대한통합의학회에도 이들을 꼭 초청하겠다는 약속을 하고 아쉬운 발걸음을 돌렸다.

베이징 방문을 마치고 귀국한 후에는 한국한의약진흥원(NICOM)에서 주관하는 대책회의에 참석하였다. 세계보건기구 협력센터(WHO CC) 지정을 받은 경희대학교 동서의학연구소, 한국한의학연구원, 한국한의약진흥원이 중심이 되어 향후 우리나라에서의 전통의학 발전방안을 논의하는 자리였다. 나는 여기서 중국학회 방문에 대한 간략한 소개를 하고, 이후 국제사회에서 대한민국이 전통의학에 대한 경쟁력을 갖추기 위해서는 현재 진행되고 있는 세계적인 수준의 통합의학 연구를 충분

히 받아들이고, 또한 차별화된 연구와 산업화가 더욱 적극적으로 이루어져야만 한다는 의견을 역설하였다.

　연수 기간 중 이루어진 짧은 귀국 여정이었지만, 대한통합암학회, 대한암한의학회, 세계전통의약대회의 세 학회 일정을 마무리하고, 세계의 전통의학 트렌드의 흐름을 충분히 인지할 수 있는 계기가 된 의미 있는 시간이었다.

자킴 센터에서의 한의 암성 식욕부진 임상 가이드라인 발표

　앞서 이야기한 대로 자킴 센터에서는 매달 두 번째 주 화요일 오후에 정기 스터디(tumor board)를 통해 최신 논문을 소개하고, 현재 센터에서 진행되는 연구현황 등을 공유하는 시간을 가진다. 나는 두 번의 발표 자리를 가졌는데, 첫 번째는 이곳에 도착하자마자 팅 바오의 제안으로 국제 통합암학회에서 발표 예정이었던 '상피세포 성장인자 수용체(EGFR) 돌연변이 진행성 비소세포성 폐암환자에 대한 항암단(HAD-B1)과 표적항암제 아파티닙의 병용치료에 대한 무작위배정, 다기관, 공개 임상시험'에 대해서 진행했다. 이 연구에서는 한약과 표적항암제를 병용하였을 때 설사, 피부염 등 항암 부작용을 경감시키고 환자의 삶의 질을 높일 수 있다는 결과를 중심으로 설명하였다.

　두 번째 발표는 2025년 1월에 진행되었다. 보통 화요일 저녁에는 팅 바오, 밍사오 양과 보스턴 탐방 및 저녁 식사를 함께했는데, 이때 나온 화제가 한국 한의학의 임상 가이드라인에 관해서였다. 이곳에서는 침,

요가, 운동 등에 대해서는 익숙하지만 아직 한약에 대해서는 조심스러운 접근이 이루어지고 있는데, 한국에 이에 대한 가이드라인이 있다고 한다면 한번 발표해주면 좋겠다는 이야기가 자연스레 나왔다. 내 입장에서는 한국 한의학을 소개할 수 있는 기회이니 마다할 이유가 없었다. 한국에서는 경희대 한의대 윤성우 교수님이 연구책임자로 보건산업진흥원에서 진행한 국가과제를 수행하면서 암 관련 증상 한의표준임상진료 지침을 2021년 발간한 바 있다. 윤 교수님은 지난 25년 이상을 나와 함께 한의통합암치료 분야에서 동고동락한 대한민국 대표 학자로, 대한암한의학회, 국제 통합암학회, 대한통합암학회 등에서 함께 활동하시고 계신 분이다. 이곳에 오기 전, 이미 윤 교수님과 지난 5월 일본 동경 근처의 사이타마현에서 개최된 일본-한국 암 완화의학회 공동 세미나에서 암성 피로와 암성 식욕부진 가이드라인에 대해 발표한 적이 있었다.

제9회 일본 암완화의학회 연수기

개발된 가이드라인에 따르면, 다음과 같이 암성 식욕부진에 대해 한약치료를 하는 것이 암환자에게 도움이 된다는 결과가 나왔다.

임상 질문 : 암성 식욕부진 환자의 주 증상 개선을 위하여 일상 관리 또는 무처치보다 한약 치료를 고려해야 한다.

암환자의 식욕부진은 다학제적 접근이 필요하다. 치료로는 육군자탕, 향사육군자탕, 삼출건비탕, 개위진식탕 등을 고려할 수 있다. 보통 3~8주 치료한다(B / Moderate).

임상 질문 : 암성 식욕부진 환자의 주 증상 개선을 위하여 식욕촉진제보다 한약 치료를 고려할 수 있다.

암환자의 식욕부진은 악액질 및 암치료 부작용 등과 관련되어 있을 수 있으므로 다학제적 접근이 필요하다. 일상 관리에는 영양지지요법 및 대증치료가 포함된다. 암성 식욕부진의 치료로는 육군자탕, 향사육군자탕, 삼출건비탕, 개위진식탕 등을 고려할 수 있다. 보통 3~8주 치료한다(C / Low).

임상 질문 : 암성 식욕부진 환자의 주 증상 개선을 위하여 일상 관리보다 육군자탕 및 일상 관리의 병행을 고려해야 한다.

암환자의 식욕부진을 개선하기 위해 대증치료, 항구토제, 영양 상담 등의 일상 관리와 육군자탕의 병행을 고려할 수 있다. 육군자탕의 가감으로 향부자, 사인을 가한 향사육군자탕과 지실, 후박을 가한 지박육군자탕으로 가감할 수 있다. 보통 3~8주 치료한다(B / Moderate).

이미 암 관련 증상관리에 대해서는 미국 임상종양학회(ASCO)와 국제 통합암학회(SIO)가 연합하여 매년 순차적으로 임상가이드라인을 발표하고 있지만, 아직 한약에 대해서는 충분한 소개가 이루어지지 않고 있다. 그 때문에 이번 자킴 센터 세미나에서 소개된 한국의 한약을 중심으로 하는 임상 가이드라인 발표는 미국에서의 암환자 증상관리 한약 사용에 좀 더 관심을 가지게 하는 계기를 마련하는 의미가 있지 않았을까 생각해본다.

미국 통합의학연구원 주관
버지니아 및 캘리포니아 특강

    미국에는 통합의학연구원(AIMI)이라는 최대 규모 네트워크의 재미 한의사 연합이 있고, 이 단체에서는 매년 이곳 회원들을 위한 다양한 교육을 실시한다. 대한암한의학회, 대한통합암학회 등과는 이미 2023년부터 상호교류 협약(MOU)을 체결하여 병원 방문 등을 매년 진행 중이기에 친분이 있는 상황이었다. 이번 미국 방문을 하기 전부터 미국 통합의학연구원 측에서 진행하고 있는 교재 작업에 대한암한의학회 소개 파트 작업을 하는 등 계속 연락을 주고받았으며, 캘리포니아 코스타메사에서 개최된 국제 통합암학회에서는 대표인 마이클 리 회장님과의 만남이 있었다. 이전에는 주로 부인인 스테이시 부회장님이 한국을 방문하셔서 교류했는데, 마이클 회장님과의 대면은 처음이었다. 회장님께서는 통합의학연구원 설립과정과 미국에서 한국 한의학이 처해있는 상황 등을 말씀해 주시면서 한국 측과의 더욱 밀접한 교류가 진행되기를 바라셨다. 마침 내가 미국에 거주하고 있는 상황이라 대면 강의가 가능했고, 수차례의 이메일을 주고받으며 1월 중 버지니아 통합의학 대학교에서 동부지역 미국 한의사 특강과 2월 중 사우스베일러 대학 박사과정 특강을 진행하기로 했다.

　버지니아 대학 강의를 위해 탄 비행기는 워싱턴 DC 공항에 도착했다. 이곳에서 한의원을 하고 계시는 조선임 원장님이 기다리고 계셨다. 조 원장님은 한국에서 보건 관련 일을 하시다가 이곳으로 이민을 오셔서 버지니아 한의대를 졸업 후 미국 한의사로 활동하고 계시는 분이다. 강의 장소는 공항에서 30분 정도밖에 걸리지 않는 알렉산드리아의 코리안 커뮤니티 센터였다.

　교재는 지난 9월 한국에서 발간된《한의통합종양학》개정판이었다. 교과서 개정은 내가 대한암한의학회 회장직을 맡으면서 재임 기간 동안 진행하기로 마음먹은 숙원 사업이기도 했다. 2013년에 한의통합종양학이 출간된 이후 10년이 넘게 흘러 이전 교과서로는 올바른 교육이 진행되기 힘들다고 판단되어 회장 취임을 하자마자 서둘러 교과서 편집위원회를 꾸리고 진행하여 1년 반 만에 최종 출간까지 마무리가 되었는데, 이를 교재로 진행한 첫 강의여서 더욱 의미가 있었다.

대한암한의학회, '한의통합종양학(개정판)' 간행

　동부 한의사 교육은 주말 1박 2일에 걸쳐 12시간 동안 한의통합종양학 전반을 모두 다루는 형태로 이루어졌다. 나는 한의통합암치료 개요, 한약, 침, 뜸 등 한의학을 기반으로 한 통합암치료, 암을 극복하는 항암생활 등 총론과 폐암, 위암, 여성암, 유방암, 전립선암 등 각론으로 교육 프로그램을 짜고, 최근 발간된 한의통합종양학 교과서를 위주로 강의를 진행했다. 30여 명의 미국 동부에서 활동 중인 한국계 미국 한의사들이 참석해 뜨거운 학구열을 불태우며 내 강의를 경청했다. 나 또한 미국 땅에서 한국형 통합암치료의 씨앗을 뿌린다는 마음으로 최선을 다했다. 강의 후에 이곳에서 실행 가능한 한의통합종양학 임상에 관한 많은 질문이 쏟아졌으며, 또 이곳 교수님들과 수강생들이 함께한 식사 자리에서도 향후 교류 등을 위한 논의를 이어나갔다.

미국 동부 지역에 '한국형 통합암치료' 전파. 버지니아 임상 특강 큰 호응

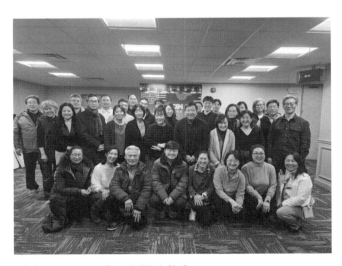

〈버지니아 임상 특강 후 수강생들과 함께〉

사우스베일러 대학(South Baylo University)은 1977년 캘리포니아에서 한국 커뮤니티가 중심이 되어 설립된 한의학 전문 대학으로, 침구학과 동양의학 교육에 중점을 두고 있는 미국의 대표적인 한의과대학이다. 나의 사우스베일러 대학 박사과정 특강은 2월에 원격 강의 형태로 이루어졌다. 이때는 내가 지난 6개월간 보고 익힌 이곳 다나파버 암연구소 자킴 센터에서 이루어지고 있는 통합암치료법에 집중한 강의를 진행하였다. 자킴 센터의 설립 배경 및 역사, 이곳에서의 통합치료와 건강한 삶 프로그램의 구체적인 구성 내용, 이와 관련한 논문 기반 근거, 자킴 센터를 이끌어나가고 있는 구성원들 하나하나의 활동과 역할, 현재 진행하고 있거나 진행 예정인 연구와 교육 프로그램, 그리고 이곳 보스턴에서의 생활에서 느꼈던 감회 등을 2시간에 걸쳐 진솔하게 이야기했다. 특히 강의를 듣는 대상이 주로 박사과정생들이었기 때문에 최근 이

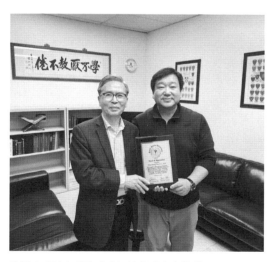

〈사우스베일러 대학 제이슨 신 총장님과 함께〉

루어진 통합암치료에 대한 연구에 대해서도 차근차근 설명해줄 수 있었고, 나에게도 사우스베일러 대학 강의는 이곳 보스턴에 머물렀던 시간을 되돌아보고 정리할 수 있는 뜻깊은 일정이 되었다. 또한 귀국하기 전 잠시 방문한 사우스베일러 대학에서는 제이슨 신 총장님께서 직접 감사패를 전달해주시기까지 하셨다.

미국의 동부 버지니아와 서부 캘리포니아에서 이루어진 통합암치료 강의가 미국에서 활동하고 있는 한의사들에게 비록 대단한 변혁을 가져다주지는 못했을지라도 이번을 계기로 좀 더 암환자 관리 및 치료에 관심을 가지고 점차 범주를 넓혀나가는 첫 발걸음이 되길 바라며, 특히 '한국형 통합암치료'가 이곳 미국을 중심으로 세계 시장으로 펼쳐지는 계기가 되었으면 하는 바람이다.

표적치료 항암제, 그리고
신장우 박사님과의 20년 만의 만남

　신장우 박사님은 수의학과를 졸업하고 우리 병원 동서암센터 실험
실에서 10여 년 가까이 근무하시다가 유한양행으로 이직하여 연구원
으로 근무하시는 분이다. 유한양행은 최근 비소세포성 폐암에 대한 표
적항암제인 렉라자를 기술이전 글로벌 제약회사인 존슨앤드존슨의 자
회사 이노베이티브 메디슨(구 얀센)과 렉라자 관련 글로벌 판권 계약을
체결했으며, 최근 렉라자는 상피세포 성장인자 수용체(EGFR) 돌연변이
비소세포성 폐암치료의 1차 치료제로 승인받았다. 그 덕분에 유한양행
은 미국 시장에 진출한 '첫 국산 항암제'라는 타이틀을 갖게 되었다. 나
역시 상피세포 성장인자 수용체(EGFR) 돌연변이 비소세포성 폐암치료제
인 지오트립과 한약 항암제제 삼칠충초정(HAD-B1)의 다기관 무작위배정
임상시험 책임자로 국가과제를 진행했던 터라, 이 분야에 대해서는 많
은 관심을 가지고 있어 유한양행의 렉라자 승전보 소식은 익히 알고 있
었다.

하루는 핸드폰을 보다가 우연히 카카오톡 프로필에서 신장우 박사님이 보스턴에 계신다는 사실을 알게 되었다. 반가운 마음에 바로 연락하여 만나기로 약속을 잡았다. 신 박사님은 유한양행에서 보스턴 파견을 나와 세계적인 제약회사들과 스타트업 기업들이 몰려 있는 켄달스퀘어 쪽에서 근무하셨고, 한인타운 근처 뱁콕 스트리트 쪽에 거주하고 계셨다.

박사님은 여러 사정상 가족들과 떨어져 나처럼 혼자 보스턴에 오셔서 지내고 계셨는데, 회사에서 제공해준 집이 주방 시설도 훌륭하고 또 본인 스스로도 요리도 잘하셔서 굳이 물가 비싼 바깥 식당에서 만나지 말고 집에서 만나자고 제안해주셨다. 이후 나는 갈 때마다 와인 한 병씩을 준비하여 댁으로 방문을 하였다. 박사님 덕에 스테이크, 감자탕, 삼겹살, 양갈비구이 등 보스턴에서 혼자서는 즐기기 힘든 풍성한 만찬 자리를 가질 수 있었고, 또 이곳에서 이루어지고 있는 의생명 분야 기업의 생생한 현장의 목소리를 들으면서 미래의 전망과 방향성을 엿볼 수 있다.

박사님이 근무하시는 유한양행 보스턴 지사는 케임브리지 켄달스퀘어역 근처인 케임브리지 혁신센터(CIC) 샤이버드 건물 4층에 위치하고 있다. 이곳에서는 매달 두 번째 목요일에 오후 4시부터 네트워크 미팅이 진행되었는데, 다양한 강연과 함께 모든 참가자들에게 3잔의 음료나 주류를 무료로 제공하는 등 교류를 독려하는 지원이 이루어진다고 한다. 각층 라운지에서도 간식과 커피를 제공하여 자연스러운 만남을 통해 종종 창의적인 아이디어가 실현된다는 것이다. 이 센터는 매사추세츠 공과대학(MIT) 졸업생인 티모시 로우(Timothy Rowe)와 앤드류 올름스테드(Andrew Olmsted)가 1999년에 설립하였으며, 스타트업 회사, 글로벌 기업 지사, 벤처 캐피탈 펀드 등이 입주해 있고, 또한 캐나다, 중국, 독일, 일본, 네덜란드 등 12개 이상의 정부를 위한 혁신 세계화 프로그램을 운영하고 있다. 즉, 이곳이 세계 최대 바이오 클러스터의 글로벌 협력 거점 역할을 하기 때문에 기술수출 파트너링이 용이한 관계로 신 박사님은 여기 유한양행 미국 지사에 파견 근무 중인 것이었다.

20여년전 대전대 한방병원 동서암센터 초창기에 시작된 인연이 보스턴에서까지 연결되는 것이 신기했고, 또 박사님과 함께하는 유쾌한 만찬 자리는 자칫 밋밋할 수 있는 이곳 생활에 활력을 불어넣어 주는 생활의 악센트가 되었다. 지면을 빌려 박사님께 다시 한번 감사를 드리는 바이다.

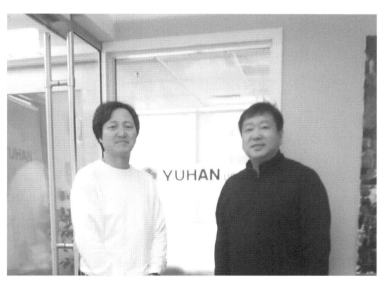

〈신 박사님과 케임브리지 혁신센터 유한양행 미국지사에서〉

통합종양 훈련 국제연구 프로그램
공동 연구 진행

통합종양 훈련 국제연구 프로그램(Global Research in Integrative Oncology Training, GRIOT)은 현재 메모리얼 슬론 케터링 암센터 통합의학부서의 준 마오 박사와 당시 함께 있었던 팅 바오 박사 등에 의해 개발되어 2022 년부터 시행 중이다. 이는 '통합종양학의 보급 및 세계화'를 목표로 하 여 높은 수준의 교육 프로그램을 제공할 목적으로 만들어졌으며, 암종 별 특징과 치료법 교육, 통합종양학자로서의 환자 대화법 교육 등을 그 내용으로 하고 있다. 이를 위해 문헌조사를 통해 세계 각 나라의 문제 점을 파악하고자 하는 연구가 진행되었으며, 침과 한약을 활용한 암환 자의 통증치료에 대해 통합종양학의 연구 및 보급을 발전시키기 위한 질문을 설정하여 대한민국, 중국, 인도, 나이지리아 등의 국가에서 동시 에 시행되었다. 우리나라에서는 한국 실정에 맞는 암환자의 통증 관리 에 대한 방법을 개발함으로써 궁극적으로 암환자의 통증 관리 욕구를 충족시키는 것을 목적으로, 한국 암환자를 대상으로 통증 관리를 위해 사용되는 침과 한약에 대한 기대와 장벽을 파악하기 위해 연구가 진행되었다. 이는 내가 연구책임자가 되어 현재 뉴욕 메모리얼 슬론 케터링에 있는 곽은빈 박사, 한국한의학연구원의 김수담 박사, 그리고 대전대학교 한방병원 동서암센터의 주한음 선생에 의해 시행되었고, 특히 주선생의 박사학위를 위한 논문으로 작성되었다.

2023년 10월부터 2024년 5월까지 대전대학교 대전한방병원, 대전대학교 천안한방병원, 대전대학교 서울한방병원, 원광대학교 전주한방병원, 부산대학교 부속 한방병원, 일산차병원 등 한의치료가 이루어지고 있는 의료기관에서 총 205명의 암환자가 연구에 참여하였으며, 설문 조사를 통해 기대와 장벽에 대한 자료가 수집되었다. 연구 결과, 85%의 환자가 침을 사용한 경험이 있었으며, 31%가 한약을 사용한 경험이 있었다. 통증 정도가 높은 환자에게서 침의 사용이 통계적으로 유의하게 높았으며, 침치료 경험이 있는 환자에게서 침에 대한 기대가 유의하게 높았다. 반면, 항암화학요법을 받은 환자들은 침에 대해 더 낮은 기대를 나타냈다. 한약은 연령, 유방암환자, 여성환자에게서 유의하게 사용자 수의 차이가 있었는데, 60세 이상의 환자가 60세 미만의 환자보다, 유방암환자가 유방암이 아닌 환자보다 유의하게 많이 한약을 사용하였다. 또한, 여성 환자들이 남성 환자들보다 한약에 대해 더 높은 기대를 가지고 있었다.

침과 한약의 경우, 유의미한 장벽이 관찰되지 않았으나 침의 사용률은 높은 데 비해 한약의 사용률이 상대적으로 낮은 것은 한약 이용에 대한 장벽이 좀 더 있는 것으로 보였다. 이 연구를 통해 암환자의 통증 관리를 위한 효과적인 중재인 침과 한약에 대한 환자들의 기대와 장벽을 이해함으로써 기대를 충족시키는 동시에 장벽을 뛰어넘는 도구들을 개발하기 위한 노력이 이루어질수 있을 것이다. 또한 향후 연구는 기대와 장벽의 구체적인 원인, 그리고 보험 적용 여부 등을 구체적으로 탐구해야 할 것이며, 장기적인 관점에서 기대와 장벽이 환자의 치료 결과에 미치는 영향을 평가하기 위한 추가적인 연구도 필요할 것으로 생각된다.

이곳에서 연수하고 있는 기간 동안 연구 결과의 분석이 진행되어 의미 있는 결과가 도출되었으며, 메모리얼 슬론 케터링 암센터, 다나파버 암연구소와의 우리가 공동 연구로 진행된 것에 더욱 의미를 부여하고 싶다. 이 연구가 침과 한약을 중심으로 통합종양학의 국내 보급에 있어서 반석의 역할을 해주길 기대해본다.

미국 통합종양학 교과서 작업 참가

　다나파버에 있는 동안 수행했던 또 하나의 작업은 바로 국제 통합암학회에서 진행하고 있는 교과서 편찬 작업에 한 챕터의 저자로 참여하게 된 일이었다. 앞서 이야기한 대로 경희대 한의대 이상훈 교수님이 볼티모어 존스홉킨스 병원에 근무하시면서 MD 앤더슨의 로렌조 코헨이 저술한 《통합종양학》 책의 한 챕터의 저자로 참여하는 것을 보면서 언젠가는 나도 저렇게 되고 싶다는 생각이 있었는데, 결국 20년 가까이가 지난 지금에서야 현실이 된 것이다. 연수 기간 중에는 시간이 충분치 않을 듯하여 한국에 있는 동안 임상실습에 참여했던 몇몇 학생들의 도움을 받아 대략 정리를 마무리한 상태로 연수가 시작되었으며, 교과서 작업을 주관하는 팅 바오와 수잔나 직(Suzanna Zick)을 통해 수차례의 수정작업을 진행하였다.

　내 챕터에서는 암환자의 변비와 설사에 대한 용어를 정의하고 유병률, 위험 요인 및 삶의 질에 미치는 영향과 암치료 결과를 포함한 역학적 측면을 설명하며, 또한 병태생리학과 기전뿐만 아니라 특정 화학요법제의 역할과 기타 암치료(예 : 방사선, 수술)와 관련한 평가 및 측정에 대해서도 언급을 하였다. 또한 근거 기반 치료법으로 요가와 에어로빅과 같은 운동, 식이 변화, 침술, 지압, 프로바이오틱스와 한약과 같은 보충제 등을 포함시키고 있다. 변비와 설사는 암 자체에서 직접 발생할 수 있는 증상일 뿐만 아니라 화학요법이나 방사선치료와 같은 암치료 중에 발생하는 일반적인 부작용이다. 정확한 진단과 관리를 위해서는 검증된 도구와 임상 검사를 통한 효과적인 평가가 필수적이며, 요가, 신체 기반 치료, 영양제, 한약, 보조약물과 같은 통합적인 접근 방식은 효과적인 증상 완화 및 삶의 질 향상에 반드시 필요하다.

미국에서 지금까지는 개인 연구자들을 중심으로 《통합종양학》 교과서 작업이 진행되었는데, 이번에 작업되는 것은 학회가 중심이 되어 교육표준안을 만드는 일이어서 의미가 있었고, 특히 한국 통합종양 연구자로서 이곳 하버드에 있는 동안 뜻깊은 작업에 동참하게 된 것도 감회가 새로웠다. 향후 이에 대한 국내 번역서 출간 및 교육 프로그램 구축 또한 내가 담당해야만 할 업무가 되지 않을까 한다. 이러한 노력을 통해 세계적 수준의 통합종양학이 한국에 빨리 전파되고 또 한국만의 독특한 부분이 세계로 전달되는 작업이 지속되기를 바란다.

한국에서 단기 연수를 위해
방문한 장혁준 원장

　2월 중에는 고등학교 및 대학교 후배이자 제자인 치휴한방병원 장
혁준 원장이 내가 근무하는 자킴 센터에 일주일간 참관을 하기 위해 방
문하였다. 그는 처음에는 작은 규모의 한방병원을 운영하다가 점차 규
모를 늘려나가 현재는 암전문 치휴한방병원 강남점의 대표원장이 되었
고, 종로점, 강동송파점까지 세를 확장하는 등 엄청난 경영 능력을 보
여주고 있다. 특히 바쁜 와중에도 내게 석사와 박사학위를 취득하고 그
연구 결과를 국제학술지에 게재하는 등 학구열을 불태우고 있다. 그는
환자 중심 진료를 통해 암환자의 만족도를 높이면서 동시에 대한암한
의학회나 대한통합암학회, 그리고 국제 통합암학회에도 적극적으로 참
여하여 근거중심의 치료를 실현 중이다.

　장 원장은 2022년 아리조나에서 열린 국제 통합암학회에 처음 참석
한 이후 지난 10월 캘리포니아에서 열린 국제 통합암학회에도 참가하
였다. 대학병원이 아닌 개인병원에서 이렇게 시간을 내어 국제학술대

회에 참가한다는 것은 보통 열정으로는 하기 어렵다는 사실을 알기에 좀 더 도와주고 싶은 마음이 들었다. 마침 그가 2월 중 이곳 자킴 센터에서 짧게라도 있어보고 싶다는 의사를 밝혔기에 팅 바오에게 부탁을 하여 허락을 얻어냈다.

장 원장은 다나파버에 도착하여 이곳 행정책임자인 빅토리아 케네디의 자킴 센터 소개를 시작으로, 라미의 기공수업, 웨이동 루의 침술 치료 및 팅 바오의 외래 환자 진료 참관, 오셔 센터에서 진행하는 기공 및 마음챙김 명상 및 요가 세미나 참가, 암재활 전문가인 마이클 캐리어의 건강한 삶 운동 프로그램, 낸시 캠벨의 스트레칭 트레이닝 등에 참여하여 값진 경험을 하였다.

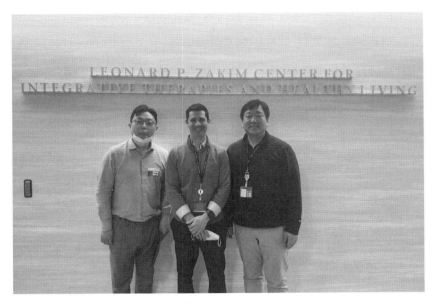

〈암재활 프로그램 설명 후 마이클 캐리어와 함께〉

그는 웨이동 루의 침치료를 참관하면서 장님인 유방암환자를 만났는데, 그녀는 2022년 우측 유방절제술을 받고 호르몬 치료 중이라고 하였다. 전이가 없는 상황임에도 불구하고 우측 흉벽과 흉추(T5~7)에 신경통 양상으로 통증이 가시질 않아 신경차단술을 2차례 받았는데도 통증은 여전한 경우였다. 이에 대해 웨이동 루가 통증부가 아닌 사지말단과 귀, 머리 등 전신요법으로 침치료를 시행했더니 통증이 호전되었다고 한다. 장 원장은 이곳에서 침치료 도중에도 도수나 수기치료를 함께 진행할 수 있는 것과 환자 1명당 30분 이상의 진료 시간을 확보하여 심리상담 등도 가능한 시스템이 매우 인상 깊었다고 했다. 또한 치료 후 교육자료를 제공해주어 셀프 스트레칭, 복근 강화 운동 등 능동치료를 병행하는 것 또한 국내에서 꼭 도입해야 할 부분이라고 강조했다.

내가 장 원장과 함께 기공 클래스에서 참여했을 때 라미는 "표준치료가 양(陽)이라고 한다면 통합의학은 음(陰)이다. 이 둘이 태극을 만들어 함께 어우러지는 것이 진정으로 환자를 위한 전인적 치료이다"라는 오랜 경험에서 우러난 의미심장한 말을 해주었다. 장 원장은 이곳의 통합암치료 상황과 시설들을 둘러보면서 연구는 비록 이곳이 강하지만, 실제 환자에게 적용하는 처치들은 오히려 우리나라가 더 많은 강점이 있다고 느꼈다고 한다. 또한 한국에 돌아가서 이곳에서 마이자킴 비대면 영상 프로그램을 구축한 것처럼, 유튜브를 통한 국내 실정에 맞는 플랫폼을 만들고 싶다는 의사를 밝혔다.

비록 대학병원은 아니지만 암 전문 한방병원을 운영하면서 학회 등을 통해 근거중심적 접근을 하려고 노력하고, 또한 자킴에서 짧은 기간의 경험이었음에도 불구하고 어떻게 국내에서 임상에 적용할 것인지에 대해 고민하는 그의 자세가 믿음직해 보였다. 부디 국내에서 세계적 수준의 통합암치료가 펼쳐지는 데 일조해주기를 바라는 바이다.

롱우드의 식당들

　다나파버에 오기 전, 오랫동안 함께 연구를 진행해온 호서대 강인철 교수님께서 본인도 다나파버에 있으셨다면서 아마 있는 동안 옆 건물 1층 롱우드 갤러리아에서 점심을 많이 먹을 거라고 이야기해주셨다.

　다나파버의 자킴 센터에서 바로 나가는 후문에 갤러리아 푸드코트가 붙어 있는데, 이 안에는 우리에게 유명한 써브웨이, 맥도널드, 던킨 도너츠뿐만 아니라 인도 음식점인 와우티카, 중식당인 드래곤 바울, 주문과 함께 요리가 들어가는 치즈 스테이크 샌드위치 집인 찰리스 필리 스테이크, 철판볶음밥(테판야끼)을 파는 일식당인 사쿠라 재팬, 볶음밥 등 루이지애나식 음식점인 버본 스트리트 카페, 중동식인 이스탄불 도너& 브리또 등등이 자리하고 있다.

　이곳 롱우드에는 세계 각국의 학자들이 모여드는데, 마치 이를 반영 하듯이 다양한 종류의 식당들이 푸드코트 한 곳에 몰려 있었다. 또 바로 길 건너에는 최근 인기를 끌고 있는 스위트&그린이라는 건강식 샐

러드 식당과 클로버 푸드랩이라는 샌드위치 맛집이 있고, 또 그 옆에는 한국식 김치 라면이나 중국식 탄탄면을 파는 본미라는 식당도 있어 종종 이용하곤 했다.

식사비용은 되도록 한 끼 당 12불 안쪽으로 해결하려고 노력했지만, 이미 물가가 많이 올라버린 터라 쉽지만은 않았다. 그래도 이런 푸드코트에서는 팁이 발생하지 않아 이 정도 금액으로 점심을 해결할 수 있는 것이 참으로 다행이라고 여겨졌다. 팁까지 주어야 하는 서빙 식당들은 팁 포함 한 끼 20불을 훌쩍 넘기기 일쑤이니 말이다. 밍샤오나 여기서 만난 사람들과 함께 한 집, 한 집 돌아가며 담소를 나누면서 함께 점심 식사를 하는 것도 큰 재미 중 하나였다.

혼자 간단히 먹기에는 다나파버의 새 건물인 야키빌딩 3층에 위치하고 있는 카페테리아도 몹시 훌륭했다. 와반 민박집에서 식사할 때는 야채를 충분히 먹기 어려웠기에 종종 이곳에 와서 야채 위주의 웰빙 식단을 즐겼다. 이전 MD 앤더슨 암센터에서는 한국에서 연수를 오신 선생님들과 집에서 준비해간 도시락을 함께 먹는 재미가 있었는데, 다나파버에서는 주로 병원 안이나 근처의 간단식을 제공해주는 식당들을 돌아다니는 재미가 있었다.

다나파버에서 베스 이스라엘 이스트 캠퍼스 쪽으로 10분 정도 가면 타임아웃이라는 푸드코트 건물이 나오는데, 이곳 또한 롱우드 갤러리아와 비슷한 분위기였다. 약간은 더 고급스러워 지중해식 식사, 일본 라면, 즉석에서 해주는 스파게티, 또 한국 비빔밥이 메뉴에 있는 베트남 식당, 각종 음료와 주류를 판매하는 곳까지 한 곳에 있어 좀 더 특별한 식사를 원한다면 이곳도 추천할 수 있는 곳 중 하나이다. 바로 옆에는 미다라는 전문 이탈리아 식당이 있고, 그 옆에는 이벤타이드라는 생굴 등 해산물 전문식당이 있어 플렉스가 필요할 경우 딱 이용하기 좋은 곳들이었다. 동남쪽으로 브리검 여성병원을 따라 5분 정도 가면 나오는 헌팅턴 스트리트 코너에는 이름도 재미있는 래핑 몽크(미소짓고 있는 수도승)라는 동남아식 식당이 있어 스시롤이나 볶음밥 등 아시아식 음식을 파는데, 약간은 특별한 날이나 누구를 만나는 약속이 있으면 이곳도 훌륭한 선택지 중 하나였다.

가끔은 세미나나 과 전체 미팅 등에서 샌드위치 등 점심을 제공해주는 경우도 있었지만, 12년 전 휴스턴에 있을 때보다는 그런 경우가 확연히 줄어든 것이 차이라면 차이였다. 코로나 시기를 거치면서 대면 모임이 줄어들었고, 또 경제불황 등의 이유가 아닐까 하는 생각이 들었다. 아무튼 한국에서는 병원 식당에서 주로 점심 식사를 하던 단조로움에 비하면, 이곳에서의 점심 식사는 여러 국가의 다양한 맛과 또 사람들과의 대화를 만들어주는 나름 일상에 활력을 불어넣어 주는 소중한 시간이 되어주었다.

와반에서의 일상

　6개월간 내가 머물렀던 지역은 보스턴 서쪽 뉴튼 지역에 위치한 와반이라는 작은 마을이다. 이곳을 알게 된 이유는 앞서 말한 대로 2년 전부터 하버드 의대 매사추세츠 종합병원의 침치료 영상센터에 연수를 나와 계신 한국한의학연구원 이준환 박사님을 통해 와반에 위치한 엘리엇 하우스라는 한인 민박을 소개받았기 때문이었다. 머무는 기간이 길지 않고 혼자 나와 있는 경우라 이전 휴스턴 MD 앤더슨 연수 시 1년간 가족과 있을 때와는 상황이 달랐다. 굳이 집을 빌려 가구, 가전, 유틸리티 등을 세팅할 필요가 없었고, 또 심각하게 치솟은 미국 물가도 여기 머물러야겠다고 결심하는 데 한몫을 하였다.

　나를 초청해준 팅 바오 교수는 집이 뉴욕 맨해튼인데, 여기 보스턴에는 화, 수, 목 3일만 출근을 하고 월, 금 이틀은 맨해튼 집에서 재택근무를 한다고 하였다. 밍샤오 또한 집이 병원과 1시간 반 정도 떨어진 위치에 있는데, 팅 바오와 마찬가지로 월, 금은 재택근무를 하고 화요일

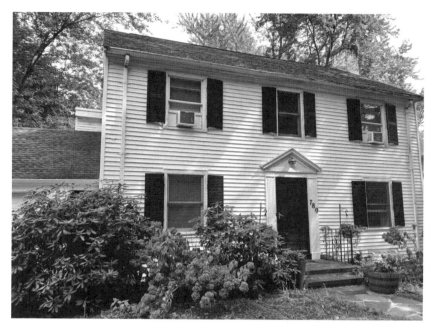
〈하버드 연수 기간 중 머물렀던 와반에 위치한 엘리엇 하우스〉

부터 목요일까지 3일만 출근한다고 하였다. 아마도 코로나 시절의 재택근무 문화와 발달한 줌 미팅 등의 비대면 시스템이 이렇게 제한적으로 출근하는 것을 자연스럽게 받아들이게 하는 데 일조했을 것이다.

　나 역시 자연스레 화, 수, 목 3일을 출근하는 형태가 되다 보니 집에 머물면서 작업하는 날이 많아졌다. 책상에 앉아 창밖으로 보이는 아담한 정원으로는 늦여름, 가을, 겨울, 그리고 떠나기 전 초봄의 날씨 변화를 만끽할 수 있었고, 5분 정도 간격으로 들려오는 트램의 경적소리 또한 처음에는 약간 신경이 쓰였지만, 나중에는 오히려 적막을 환기시켜 주는 생동감 있는 소리로 들려 소음이라기보다는 일상의 소리가 되어

은근한 매력으로 다가왔다.

집 주변의 산책코스는 높고 맑은 하늘 아래 아기자기하고 걷기 좋은 길이었는데, 특히 한 채, 한 채 전형적인 미국 집들을 보면서 뉴잉글랜드의 중산층들이 선호하는 삶의 전형을 체험해볼 수 있었다. 집 근처에는 와반역을 중심으로 와반도서관, 우체국, 뱅크오브아메리카, 와반마켓, 스톤러븐 피자, 스타벅스 커피 등이 있었는데, 도서관에서 회원카드를 만들면 보스턴 시내 미술관이나 박물관에 갈 때 할인을 받을 수 있었다. 와반마켓에는 다양한 음식 재료나 와인이 구비되어 있어 간단히 장을 보기 좋았고, 바로 옆의 배리 빌리지 델리에서는 가정식 샌드위치나 신선한 샐러드를 팔아 가볍게 한 끼를 해결하기 안성맞춤이었다. 그리고 와반역의 식당인 스톤러븐 피자는 피자 자체가 훌륭할 뿐만 아니라 대여섯 종류의 정말로 맛이 있는 로컬 생맥주를 구비하고 있어서 퇴근길에 가볍게 들리기에 최적의 장소였다. 또한, 체스넛 스트리트를 따라 왼쪽으로 조금만 가면 찰스강 상류의 물 집합소와 주변 멋진 풍경의 에코 브리지가 있어 산책의 즐거움을 느낄 수 있었다.

집에서 트램으로 두세 정거장만 가면 되는 뉴튼 하이랜드나 뉴튼 센터에는 식당이나 편의점, 쇼핑센터 등 시내 역할을 해주는 나름 괜찮은 시설들이 갖추어져 있었고, 보스턴 칼리지 근처인 리저부어 역에서는 C라인과 B라인을 갈아탈 수 있어 약속장소로 잡기 좋았다. 이준환 박사님 댁에 갈 때는 51번 버스, 신장우 박사님 댁에 갈 때는 B라인, 쿨리지 코너 갈 때는 C라인으로 갈아타면 생활권 전역을 거의 트램으로 커버할 수 있었다. 또 보스턴 문화생활의 플랫폼인 보스턴 심포니 오케스트라(BSO)에 갈 때는 뉴버리 스트리트가 있는 하인즈 센터에서 내리고 현대미술관(MFA) 갈 때는 브룩라인 빌리지에서 E라인 리버웨이로 갈아 타면 딱이었다.

한국 사람들이 미국에 살 때 꼭 필요한 곳이 바로 H 마트인데, 민박 집 캐서린 사모님이 장 볼 때 함께 근처에서 제일 큰 벌링턴이나 퀸시 H 마트까지 태워주시곤 해서 큰 도움이 되었고, 펜웨이 근처에도 중간 규모의 브룩라인 H 마트가 있어서 간단한 것들은 종종 여기를 이용하 곤 했다. 한인들이 주로 만나는 곳은 하버드 애비뉴에 위치한 코리아 타운인데, 여기까지도 처음에는 집에서부터 리프트나 우버를 타고 나 가느라 금액이 부담스러웠지만, 나중에는 리저부어역까지 D라인 트램 을 이용한 후, 거기에서 B라인으로 환승을 해서 가면 시간이 오래 걸리 지도 않고 교통비용도 절약할 수 있었다. 코리아타운에 있는 서울장터, 가주순두부 등 한국 식당들과 천산갑, 대룡일 등 사천식 중국 음식점들 은 머무는 동안, 과원들에게 식사 초대를 하고, 보스턴 한인 동지들과 도 함께 방문하는 등 단비와도 같은 역할을 해준 장소였다.

선택의 아이콘
'로버트 프로스트'와 통합암치료

로버트 프로스트(Robert Frost)는 미국의 대표적인 시인으로, 뉴잉글랜드의 농촌 생활을 사실적으로 묘사한 작품들로 유명하다. 보스턴 커먼에서 찰스강 쪽으로 비콘 스트리트를 건너 두 블럭을 이동하면 자갈길로 유명한 에이컨 스트리트가 나오고, 바로 다음 골목인 마운트 버논 스트리트에서는 로버트 프로스트가 살았던 집의 표지를 발견할 수 있다.

그는 샌프란시스코에서 태어났지만, 아버지가 돌아가신 후 매사추세츠주 로렌스 지역으로 이주해서 학창 시절을 보냈다. 다트머스 대학과 하버드 대학에도 잠시 다녔지만, 기존 교육에 적응하는 것을 거부하고 매사추세츠 뉴햄프셔 지역에 머물면서 농사를 짓고 시를 쓰기 시작했다. 이후 그와 그의 가족들은 영국으로 이주하여 시를 쓰는 일에 전념하면서 이야기체 시 모음집 《보스턴의 북쪽》 등을 출간하며 명성을 떨치게 되었다. 제1차 세계대전이 일어난 이후 프로스트는 미국으로 돌아왔으며, 다시 뉴햄프셔로 돌아와 정착을 시작하다가 보스턴 서쪽에 위치한 매사추세츠의 명문 앰허스트 대학을 시작으로 하버드, 다트머스 등에서 교수로 재직했다.

프로스트는 네 번의 퓰리처상을 수상한 유일한 시인으로, 그의 작품은 미국 문학사에서 중요한 위치를 차지하고 있다. 그의 시는 자연과 인간 존재, 그리고 일상생활의 복잡성을 깊이 있게 탐구하고 있다. 프로스트는 농장의 숲을 지나 때때로 멀리 지인의 농장까지 돌아다니기를 좋아했다. 산책을 통해 자연과 식물이 그에게 생각할 시간을 주었고, 새로운 시를 발견하게 하였다. 그는 19세기 영국의 낭만파 시인 윌리엄 워즈워스(William Wordsworth)로부터 일상생활의 사건이나 상황, 그리고 보통 사람들이 실제로 사용하는 것에 가까운 언어를 서정적인 시로 표현하는 방법을 배웠다. 또한 오랫동안 랄프 왈도 에머슨(Ralph Waldo Emerson)의 글을 읽으면서 '자연'을 통해 미국식 사상을 시로 표현하곤 했다. 고대 그리스와 라틴 작가 중 특히 테오크리토스(Theocritos)와 베르길리우스(Publius Vergilius Maro)를 공부했으며, 대화체 전원시를 쓰기도 했다.

프로스트의 '가지 않은 길'은 지금 여기에 존재하는 '나'의 본연의 의미를 찾기 위해 '나는 어떤 생각을 해야 하고, 어떤 행동을 해야 하고, 어떤 행동이 내가 도달하고자 하는 궁극적인 목적지를 향하고 있는가?'를 스스로에게 되묻는 동기를 가져다주었다. 나는 보스턴에서 우연히 프로스트를 접하게 되면서 '통합암치료'에 대한 이러한 본질적 질문을 통해 미래에 대한 답을 얻을 수 있었다. 매일 다나파버 쉘드워런 빌딩 1층 엘리베이터 앞에서 "환자가 우선(Patients first)"이라는 글귀를 접하면

서 앞으로의 삶에서 내가 선택한 통합암치료의 길을 계속해서 걸어나
갈 수 있는 용기를 부여받게 된 것이다. 부디 이 길을 통해 암으로부터
고통받는 많은 이들이 해방되길 기원하는 바이다.

한국에서도 가능한 실천법

침치료 – 암환자를 위한 침치료 병원 방문

운동습관 – 하루 30분 가벼운 유산소, 근력 운동

명상&심리치료 – 유튜브나 앱을 활용하여 명상 실천

식이요법 – 가공식품 줄이고, 채소&항산화 식품 섭취

한약 및 보조제 – 전문가와 상담 후 복용

'통합암치료'는 암환자의 삶의 질을 높이고 치료 효과를 극대화하는 새로운 패러다임입니다. 건강한 삶을 위한 실천, 지금부터 시작하세요!

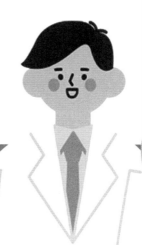

맺음말

보스턴에서 연수 중 카카오톡으로 연락이 왔다.

"선생님. 계속 안 좋아져요. ○○병원 주치의께서 더 이상은 방법이
없다고 하네요."

이○○님은 자궁내막암환자로, 과거 교육공무원을 하시다가 이
후 바디케어에 관심을 가지게 되어 개인 샵을 운영하시던 분이었다.
2013년, 처음 암이 발병해 당시 난소까지 전이된 상황에서 다행히 수
술을 할 수 있었다. 수술 후 항암치료 중 내게 오셔서 통합암치료를 병
행하면서 이후 완전 관해 판정까지 받으셨다.

하지만 4년이 지난 2017년에 첫 번째 불행이 시작되었다. 골반과

대동맥 근처의 림프절에 전이가 발생한 것이다. 전이 림프절에 대한 절제술을 시행 후 7차례의 고통스러운 항암치료가 시행되었다. 당연히 동반되는 극심한 구토와 탈모, 기력저하 등 항암 부작용이 있었지만, 정말로 열심히 표준치료와 통합암치료를 함께 받으면서 첫 번째와 마찬가지로 완전 관해라는 승리를 쟁취하고, 이후 다시 일상으로 돌아와서 하시던 일도 다시 이어가시고, 골프도 치는 등 건강을 완전히 회복하며 즐거운 제2의 인생을 살아가고 계셨다.

그러던 중, 두 번째 불행이 찾아왔다. 2022년 5월에 비장에서 전이 병소가 발견된 것이다. 이미 처음 암이 발생한 후, 근 10년이나 지난 터였다. 처음에는 내게 다시 안 좋아졌다는 사실을 차마 알리기에 너무도 면목 없으시다는 이유로 연락도 안 하시고 ○○병원에서 면역 및 표적항암제를 사용하시다가, 결국 2023년 3월 추가로 복막전이가 발견되자 어쩔 수 없이 연락을 해오셨다. 비상 상황이었다. 보호자인 남편분과 따님, 그리고 환자분에게 "지금 변화를 주지 못하면 끝이다. 모든 수단을 동원해서 악화일로의 상황을 변화시켜야 산다"라고 말씀드리고, 적용 가능한 통합암치료법들을 총동원해 항암치료와 함께 집중치료를 시행한 결과, 천만다행으로 몇 개월 만에 상승했던 종양표지인자인 CA125 수치가 정상 범주 안으로 돌아왔고, 또 CT 등에서도 부분적으로 감소 소견을 보였다.

하지만 쉽지 않은 상황은 이어졌다. 같은 해 9월부터 다시 암 수치는 슬금슬금 올라갔고, CT에서는 다시 악화 소견이 보였다. 항암 후 고통스러운 구역감과 심한 기력저하가 발생했지만, 그나마 통합암치료를 통해 컨디션을 바로바로 회복시켜놓을 수 있었고, 병세가 잠잠해지는 듯했으나 재발에 이은 병세의 악화는 피할 수가 없었다. 1년여의 사투를 벌였지만 복수에 이은 장 마비로 금식 기간이 길어지면서 결국은 호스피스 병동으로 전원되셨다. 연수 기간 중 잠깐 귀국했을 때 몇 몇 조치를 해보기는 했으나 역부족이었고, 가족들의 헌신적인 노력에도 불구하고 결국 하늘나라로 가시게 되었다.

이는 사실 한 환자분의 이야기에 국한된 것이 아니다. 수많은 암환자 분들이 겪게 되는 고통스러운 여정의 일부일 뿐이다. 여기서 제기되는 의문이 있다. 왜 전 세계가 이미 통합암치료를 표준치료의 한 부분으로 인정하고, 임상표준지침을 만들고, 또 이를 암환자의 삶의 질 개선, 생존율 연장이라는 대명제를 위해 적극적으로 발전시키고 있는데, 유독 전통의학이 잘 보존되어 있고 한의과대학 기반의 우수한 연구 인력이 갖추어져 있는 우리나라에서는 잘 받아들여지지 않는가 하는 것이다. 힘든 암환자들이 대형병원 암센터에 가서 표준치료 이외에 침치료나 면역치료를 받겠다고 하면 돌아오는 대답은 "절대로 하면 안됩니다"이다. 변변한 통합의학센터를 둔 대형병원은 거의 없다고 해도 과언이 아니다. 반면 현대의학의 메카로 일컬어지는 미국에서는 이미 대부분의 종합병원에 통합의학 부서를 설치하고, 이를 암환자 치료에 적극적으로 활용하고 있다.

여기에 필자가 이 책을 집필하게 된 이유가 있다. 부디 이 책을 통해 통합암치료라는 학문이 좀 더 널리 알려지고, 국내 암치료 학술 분야의 소통을 이루는 데 조금이라도 기여하고, 또 이를 통해 많은 암환자 분들이 환자 중심 통합암치료로 건강한 삶을 회복하길 진심으로 기원하며 글을 마치고자 한다.

추천의 글

"하버드로 간 허준, 의학과 인문학을 아우르는 통찰의 산물"

《상위 1% 통합암치료 핵심 솔루션, 하버드로 간 허준》은 의학과 인문학의 교차점에서 피어난 천년송처럼 눈부신 통찰의 결과물이라고 말하고 싶습니다. 그동안 유화승 교수님과 다양한 자리에서 교류하면서 늘 인간과 세상에 대한 깊은 대화를 나누어왔던 저로서는, 이 책을 처음 접했을 때 한의학과 인문학을 넘나드는 최고의 고수를 만났다는 생각이 들었습니다.

이 책을 읽는 동안, 저는 마치 광활한 우주를 향한 항해를 시작하는 탐험가처럼, 새로운 지혜의 대륙을 처음 발견하는 희열을 느꼈습니다. 또한 교수님께서 세계 최고의 하버드 의대 암 연구소에서 계시면서 경험한 환자 중심의 통합적 접근법은, '인간'이라는 궁극적인 최고 가치를 향해 나아가는 인문학의 핵심 원칙과 정확히 궤를 같이한다는 사실을 깨닫게 되었습니다.

이 책은 암치료를 단순한 질병의 제거가 아닌, 인간 존재에 대한 심오한 치유과정으로 승화시킵니다. 환자의 육체적 고통을 넘어 정신적, 정서적, 사회적 웰빙까지 아우르는 유화승 교수님의 전인적 시각은, 마치 숙련된 조각가가 거친 돌덩이에서 숨겨진 아름다움을 발견해가듯, 진정한 '치유'의 본질을 자세하게 드러냅니다.

특히, 환자 개개인의 고유한 상황을 이해하고 고객가치를 공감 능력으로 이해한 통합암치료의 맞춤형 치료 전략은, 현대 경영학에서 강조하는 '개인화된 고객 경험'을 더욱더 섬세하게 이해하라는 황금률과 완벽하게 조화를 이룹니다.

'과정'과 '결과'라는 두 개의 축을 균형 있게 다루는 저자의 철학은, 암이라는 중병을 다루는 의료인으로서 삶과 죽음의 모든 과정과 그 중심가치를 얼마나 품격 있게 이해하고 있는지를 잘 보여주고 있습니다.

저는 이 책을 암으로 고통받는 환자와 보호자뿐만 아니라 인간 중심의 깊이 있는 통찰을 원하는 모든 분들에게 강력하게 추천하며, 암치료를 넘어 삶의 근본적인 의미와 가치를 다시 한번 성찰하게 하는 단 한 권의 저서가 될 것이라 믿습니다.

공익법인 (사)대한민국브랜드협회 이사장
조세현(경영학박사, 단국대학교 경영대학원 교수)

상위 1% 통합암치료 핵심 솔루션, 하버드로 간 허준

제1판 1쇄 2025년 5월 7일

지은이　　유화승
펴낸이　　한성주
펴낸곳　　㈜두드림미디어
책임편집　최윤경
디자인　　얼앤똘비악(earl_tolbiac@naver.com)

㈜두드림미디어
등록　　2015년 3월 25일(제2022-000009호)
주소　　서울시 강서구 공항대로 219, 620호, 621호
전화　　02)333-3577
팩스　　02)6455-3477
이메일　　dodreamedia@naver.com(원고 투고 및 출판 관련 문의)
카페　　https://cafe.naver.com/dodreamedia

ISBN　979-11-94223-63-4 (13510)

책 내용에 관한 궁금증은 표지 앞날개에 있는 저자의 이메일이나
저자의 각종 SNS 연락처로 문의해주시기 바랍니다.

책값은 뒤표지에 있습니다.
파본은 구입하신 서점에서 교환해드립니다.